DU ROLE

ET

DES INDICATIONS DES BAINS

DANS LES

MALADIES DE LA PEAU

PAR

Charles-Amédée CARRY,

Docteur en médecine de la Faculté de Paris,
Ex-interne des hôpitaux de Lyon,
(Lauréat du concours de 1872: prix Bonnel),
Lauréat de l'École de médecine de Lyon (Prix de fin d'année 1871).

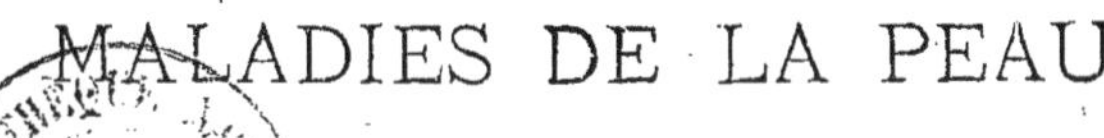

PARIS

V. ADRIEN DELAHAYE ET Cᵉ, LIBRAIRES-ÉDITEURS,

PLACE DE L'ÉCOLE-DE-MEDECINE

1877

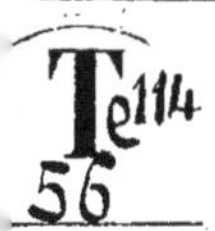

DU ROLE

ET

DES INDICATIONS DES BAINS

DANS

LES MALADIES DE LA PEAU.

DU ROLE

ET

DES INDICATIONS DES BAINS

DANS LES

MALADIES DE LA PEAU

PAR

Charles-Amédée CARY,

Docteur en médecine de la Faculté de Paris,
Ex-interne des hôpitaux de Lyon,
(Lauréat du concours de 1872: prix Bonnet),
Lauréat de l'École de médecine de Lyon (Prix de fin d'année 1871).

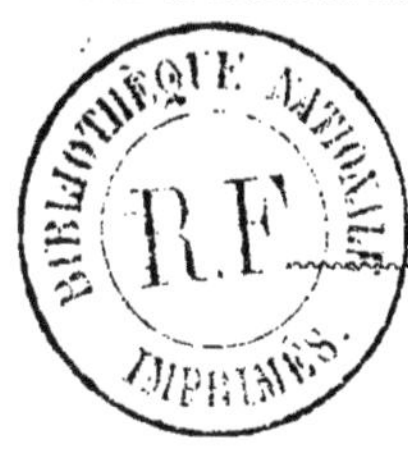

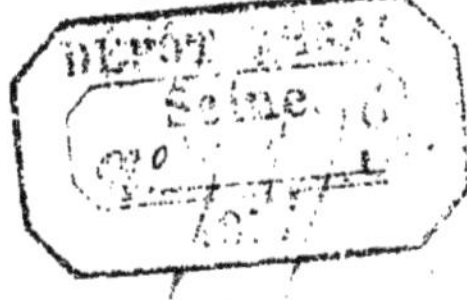

PARIS

V. ADRIEN DELAHAYE ET Cᵉ, LIBRAIRES-ÉDITEURS,

PLACE DE L'ÉCOLE-DE-MEDECINE

—

1877

DU ROLE

DES INDICATIONS DES BAINS

LES MALADIES DE LA PEAU.

INTRODUCTION.

Etudier aujourd'hui le rôle et les indications des bains sur les maladies de la peau semble un hors-d'œuvre inutile, et l'on ne peut s'attendre à trouver dans ce travail que la répétition de ce qu'on lit dans les traités de dermatologie.

Telle sera probablement la première idée du médecin qui jettera par hasard les yeux sur le titre de cette thèse. Le diagnostic et le traitement des maladies ont été portés de nos jours à un tel degré de perfection par nos grands dermatologistes : Alibert, Biett, Rayer, A. Cazenave et MM. Devergie, Bazin, Hardy, etc.

dont la science française s'enorgueillit à juste titre, que les indications des bains ont dû être posées par ces éminents cliniciens avec cette autorité magistrale, fruit d'une longue expérience, qui donne tant de poids à leurs observations. Aussi c'est avec confiance que le médecin qui, comme cela se voit encore souvent, n'a guère étudié les maladies de la peau que d'une façon théorique, ouvre leurs ouvrages, justement devenus classiques, s'attendant à trouver du premier coup quelques règles nettes, précises, pour juger cette question en apparence si simple. Mais il s'aperçoit bientôt que le sujet est plus compliqué qu'il ne le paraît de prime à bord, et, il arrive bien vite à reconnaître que si l'on s'entend jusqu'à un certain point sur les effets des bains dans les dermatoses de cause externe, il n'en est plus de même lorsqu'elles sont sous la dépendance d'une cause interne. Là, les auteurs ne sont plus d'accord, leur thérapeutique est souvent dominée par des conceptions théoriques, et l'on ne sait plus au juste quel rôle joue soit l'eau, soit les substances dissoutes.

Lorsqu'on a étudié au lit du malade les affections de la peau, ces divergences s'expliquent. Il en est du bain comme de tout autre agent thérapeutique. Pour en bien saisir le rôle et en préciser les indications, il faut que la lésion anatomique soit connue, et que la cause constitutionnelle soit dégagée. Or, on sait combien il est souvent difficile de se prononcer sur la nature herpétique, arthritique, scrofuleuse ou syphilitique d'une affection ; et, d'autre part, les lésions élémentaires des dermatoses sont encore à l'étude. Il en est de même de la physiologie normale et pathologique de la peau. C'est pourquoi l'action physiologique des bains est une question controversée; et, même l'absorption de l'eau et des substances dissoutes par la peau saine soulève encore des discussions parmi les physiologistes.

Ce ne sont pas là les seules considérations qui nous ont engagé à aborder ce sujet. Le traitement des affections cutanées ne comporte pas seulement l'usage d'agents thérapeutiques externes ou internes dont le malade peut user chez lui, mais il comprend encore la cure par les eaux minérales. L'étude des propriétés thérapeutiques des eaux minérales a réalisé de grands progrès dans ces dernières années, et on a su tirer un merveilleux parti de la richesse naturelle de notre pays en sources de toute espèce. La dermatologie en a largement profité, d'autant plus que les éruptions cutanées ne compromettant que rarement la santé générale, les malades qui en sont atteints sont plus que tous les autres aptes à fréquenter les stations thermales.

Si les indications des eaux minérales employées à l'intérieur contre les dermatoses sont arrivées à un certain degré de précision, l'usage externe manque encore de règles fixes.

Le médecin est souvent très-embarrassé dans son choix, quand son malade lui demande de l'envoyer aux eaux. Les eaux sulfureuses, par exemple, jouissent dans le public, et même dans le public médical, d'une grande réputation pour la guérison de l'eczéma. Aussi le médecin qui a envoyé un eczémateux à l'une de ces stations les plus recommandées, est fort surpris quand au retour de son client il a le déplaisir de constater, ce qui est plus fréquent qu'on ne le pense, que non-seulement l'affection cutanée ne s'est pas améliorée, mais qu'elle est restée stationnaire, ou même qu'elle a été aggravée par le traitement minéral.

C'est en vain que l'on cherche dans les traités d'eaux minérales, ou les livres de dermatologie des indications bien nettes sur les eaux qui conviennent à telle ou telle manifestation cutanée. Le nombre des stations est considérable, et l'on n'a que l'embarras du choix ; mais, il est difficile de s'y reconnaître, lorsqu'on voit tour à tour, conseillées contre la même affection, des eaux chaudes, des eaux froides, des eaux à minéralisation faible, des eaux à minéralisation forte, des eaux sulfureuses et des eaux chlorurées sodiques, des eaux alcalines et des eaux arsenicales. Il y a là une confusion regrettable ; et, alors même qu'on rencontre une source à l'actif de laquelle on cite un grand nombre de succès contre une forme morbide bien définie, il faut encore rester sur la réserve, car, ainsi qu'il a été dit plus haut, le résultat est souvent loin de justifier les espérances que l'on avait conçues, et les promesses que l'on avait faites aux malades.

Nous avons eu fréquemment l'occasion de nous entretenir de faits de ce genre avec notre excellent maître M. Horand, chirurgien en chef de l'Antiquaille. Pendant que nous étions interne de son service, il a bien voulu nous démontrer expérimentalement la justesse de ses idées sur l'influence des bains dans certaines affections cutanées ; et, c'est aidé de ses conseils et de son expérience que nous avons entrepris ce travail. Qu'il nous soit permis de lui en témoigner ici notre profonde reconnaissance.

Cette thèse comprendra naturellement deux parties : 1° action des bains sur la peau saine ; 2° action des bains sur la peau malade.

PREMIÈRE PARTIE

Action physiologique des bains sur la peau saine.

Il ne nous semble pas inutile d'indiquer les raisons qui nous ont conduit à exposer brièvement les effets des bains sur la peau saine, alors qu'à la rigueur nous aurions pu supposer connu ce point de physiologie et l'exclure du cadre de notre travail.

De même qu'on n'expose pas les usages thérapeutiques d'un médicament sans avoir dit auparavant en en quoi il consiste, sous quelle forme et à quelle dose on l'administre et quels sont ses effets sur l'organisme sain, de même il nous parait nécessaire de dire à quelles températures s'emploie le bain en dermatologie, comment on le compose et quels sont les effets du calorique et des médicaments dissous. En condensant ainsi les notions éparses dans les auteurs au sujet des effets physiologiques des différents bains, nous aurons une base sur laquelle nous pourrons nous appuyer plus tard sans avoir à faire à chaque instant des incursions dans le domaine de la physiologie.

En second lieu, ce qui a été fait jusqu'ici s'adresse surtout à l'absorption cutanée et l'on s'est peu préoccupé de l'action des bains sur la nutrition des éléments de la peau. Enfin, connaissant les modifications que l'eau fait subir à ces éléments, il nous sera facile de prévoir comment elle se comportera en présence de ces mêmes éléments altérés ou seulement augmentés de nombre ou de volume. Nous pourrons aussi déduire de l'action physiologique quelques indications thérapeutiques. En procédant ainsi, nous avons été guidé par cet aphorisme de Hirtz : « Pour faire une thérapeutique scientifique, il faut connaître à fond la physiologie de la maladie et la physiologie du médicament afin de dominer l'un par l'autre (1). »

Le mot *bain* est un terme générique qui comprend un grand nombre d'espèces et de variétés utilisées dans le traitement de diverses maladies. Nous n'avons à nous occuper ici que de celles qui sont employées contre les maladies de la peau, et nous les avons groupées dans le tableau suivant. Nous y avons joint les douches dont on se sert quelquefois contre les dermatoses, bien que leur mode d'action diffère essentiellement de celui des bains. C'est à dessein que nous avons omis d'entrer dans des considérations historiques qui n'auraient eu d'autre résultat que de montrer qu'un empirisme souvent grossier avait seul réglementé pendant longtemps cette partie de la thérapeutique.

Bains d'eau simple : Bain froid.
— — Bain tiède.
— — Bain chaud.
Bains médicamenteux artificiels : Bains émollients.
— — — Bains alcalins.
— — — Bains sulfureux.
— — — Bain de sublimé.
— — — à l'hydrofère.
Bains de vapeur.
Douches.

(1) Quelques propositions sur la méthode en thérapeutique, par M. Hirtz, Revue thérapeut., mars 1873.

_ Avant de passer en revue les diverses variétés de bains énumérées dans ce tableau, il est une question qu'il faut examiner tout d'abord parce qu'elle se pose à propos de chacun d'eux , et qu'elle domine leur action physiologique : c'est la question de l'absorption cutanée.

On conçoit toute l'importance de ce problème. Si la peau absorbe l'eau et les substances qu'elle tient en dissolution, le bain devient un mode de traitement général des dermatoses, d'autant mieux approprié qu'il s'adresse à la fois à la modification morbide de l'organisme, l'élément diathésique ou constitutionnel, et, à la lésion locale, l'éruption cutanée. De plus, le médicament peut alors modifier la lésion non-seulement à la surface, mais dans toute la profondeur, et son action se poursuit jusqu'à complète élimination. Si au contraire, la peau n'absorbe pas, alors le bain est un topique, qui ne modifie la lésion qu'en surface, son action locale est proportionnelle à sa durée et ses effets généraux ne sont que des effets réactionnels par action réflexe.

Les conclusions auxquelles sont arrivés les auteurs qui ont étudié expérimentalement l'absorption cutanée sont contradictoires, ce qui s'explique par les conditions différentes dans lesquelles ils se sont placés et les causes d'erreur auxquelles ils n'ont pas toujours su se soustraire. Sans entrer dans la discussion des méthodes employées, il nous suffira de dire que : Seguin, Magendie, Poulet, Roussin, Reveil, Schœfer, Parisot, Merbach, Mougeot, Roche, Scoutteten, de Laurès, Demarquay, Hébert, Thomson, Barthélemy, Currie, Madden, Deschamps d'Avallon, etc. (1), ont dénié complètement à

(1) Pour ces auteurs et tous ceux cités à propos de l'absorption, on trouvera les indications bibliographiques dans les traités de physiologie

la peau tont pouvoir d'absorber soit l'eau, soit les substances dissoutes; que Homolle, Paul Bert et Duriau
admettent l'absorption de l'eau, mais rejettent celle des
soluta, tandis que Haller, Westrumbe, Collard de Martigny, Madden, O. Henry, Delore, Bonfils, Bradner,
Stuart, Sereys, admettent cette double absorption en
proportion notable, et Villemin, Hoffmann, Béclard,
Rabuteau, en proportion infinitésimale. Ces résultats
opposés montrent toute la difficulté du problème.

Il faut d'abord tenir compte de la température. Pour
Longet et Béclard, le corps perd de son poids dans un
bain chaud par la transpiration qui est très-active; il
reste stationnaire dans un bain tiède (32 à 33°), l'exhalation et l'absorption se faisant équilibre; tandis qu'il
augmente de poids dans un bain froid, l'absorption
l'emportant sur l'exhalation.

L'augmentation de poids est toujours très-faible en
tenant compte de l'exhalation pulmonaire, elle n'a pas
dépassé 60 grammes après un bain d'une heure à la
température de 26° (Berthold, Duriau). D'après cela on
est fondé à admettre, avec Hébert, que cette augmentation de poids est due à l'imbibition de l'épiderme. Il
faut aussi faire entrer en ligne de compte, la quantité
d'eau retenue par les poils, dont le pouvoir hygromé-
trique est si considérable, et qui ne peuvent être dessé-
chés immédiatement après le bain au moment de la
contre-pesée. Ces deux causes justifient suffisamment
l'augmentation de poids qui a été constatée, et comme
d'un autre côté, les malades qui sont restés plusieurs

de Béclard et de Longet, dans les articles ABSORPTION du Dictionnaire
des sciences médicales de Dechambre et du Dictionnaire de médecine et
de chirurgie pratiques de M. Jaccoud.

mois sans sortir de l'eau (méthode d'Hébra) éprouvent le sentiment de la soif et boivent autant qu'auparavant(1) on doit admettre que la peau n'absorbe pas l'eau.

Relativement aux substances dissoutes, il faut distinguer entre celles qui sont volatiles et celles qui ne le sont pas. Les premières sont absorbées par la peau saine avec la plus grande facilité (Hébert, Gubler, Bouchut, Dechambre); la moutarde, l'iode, les cantharides en fournissent tous les jours des exemples. Les autres, au contraire ne passent pas ou en quantité très-faible. « Il est d'ailleurs extrêmement vraisemblable, dit Béclard, que les très-faibles proportions de matières médicamenteuses qui sont absorbées dans le bain chaud s'introduisent surtout dans les voies de l'absorption par la surface du gland et du prépuce, et par l'orifice anal ou vaginal (2). » L'absorption des gaz que l'on peut rapprocher de celle des substances volatiles a été démontrée pour la première fois par Bichat, et confirmée depuis par les expériences de Chaussier, de Lebkuchner, de Herpin et de Collard de Martigny; elle ne fait plus aucun doute aujourd'hui que l'on connaît les fonctions respiratoires de la peau.

En résumé, on peut admettre jusqu'à nouvel ordre la loi formulée par Rabuteau en 1868. « L'absorption cutanée des substances gazeuses ou volatiles est notable; celle des substances solides et fixes, dissoutes dans l'eau, ou incorporées aux corps gras, est nulle ou infinitésimale (2). »

(1) Kus et Duval. Traité de physiologie.
(2) Traité de physiologie, p. 171.
(3) Eléments de thérapeutique et de pharmacologie par Rabuteau, 1872, p. 10.

Depuis cette époque M. Bremond a pu faire absorber par la peau saine de l'iodure de potassium dans un bain d'eau ou de vapeur au-dessus de 38°. Mais à cette température la sudation est abondante, les acides sudoraux peuvent décomposer l'iodure de potassium, et l'iode mis en liberté s'absorbe facilement parce qu'il est très-volatil.

En regard des recherches de Bremond (1) il faut citer celles de Roehrig de Kreutznach (2) et celles de M. Passabosc (3). Ces deux derniers observateurs sont arrivés chacun à cette conclusion que la peau n'absorbe pas les substances dissoutes non volatiles.

Ainsi l'eau et les sels fixes dissous ne sont pas absorbés dans le bain ordinaire. Sereys et Reveil avaient avancé qu'en se servant du bain à l'hydrofère, l'absorption était très-notable, mais les expériences de M. Hardy et de Demarquay n'ont pas confirmé cette manière de voir. Pour que la peau absorbe il faut que la couche cornée soit désagrégée, et M. Colin a dû faire tomber de l'eau chargée de cyanoferrure de potassium pendant cinq heures sur le dos d'un cheval avant d'en constater le passage dans le torrent circulatoire (4).

On pouvait du reste prévoir ce résultat. La couche cornée est un épithélium privé de vie qui ne se signale que par des phénomènes de refus. Les seules portes

(1) Bremond. Absorption cutanée : expériences physiologiques et applications thérapeutiques. Paris, 1873.

(2) Rœhrig de Kreutznach. Experimental, kritische, Untersuchungen ueber die flussige Hautanfangung. Archiv. der Heilkunde, sept. 1872.

(3) Recherches sur l'absorption cutanée des principes contenus dans l'eau thermale de Bourbonne ; recueil de mémoires de médecine, de chirurgie et de pharmacie militaires, mars-avril 1873.

(4) Colin : physiologie comparée des animaux domestiques (1873, tome II, p. 123).

ouvertes à l'absorption sont les orifices des glandes sébacées et des glandes sudoripares. Ceux des glandes sébacées sont obstrués par le sébum, substance que l'eau ne mouille pas; il ne peut donc y avoir endosmose par ces orifices, et les substances volatiles peuvent seules les franchir. Les orifices des canaux sudorifères absorbent aussi les substances volatiles; il est probable que l'eau y pénètre, mais difficilement, et que c'est par là que peuvent être absorbées des quantités infinitésimales de matières dissoutes.

En définitive il résulte de cette étude que, appliqué à la peau normale le bain n'est qu'un topique; que les effets généraux ne sont jamais dus à l'absorption de médicaments dissous à moins qu'ils ne soient volatils.

Il nous faut maintenant examiner les effets des diverses espèces de bains sur le système cutané, et chemin faisant nous pourrons déjà signaler quelques applications au traitement des dermatoses.

La peau, dont le rôle physiologique doit nous arrêter un instant, a des fonctions multiples en rapport avec sa structure compliquée.

Par ses sécrétions et la desquamation incessante de sa couche cornée, elle élimine certaines substances devenues impropres à la nutrition des tissus, tandis qu'à travers ses pores elle absorbe de l'oxygène et exhale de l'acide carbonique, ce qui constitue une véritable respiration cutanée. Son riche réseau capillaire qui est une des principales expansions du système circulatoire, en fait un régulateur de la calorification et fournit à l'économie les moyens de lutter par une exhalation plus active de la sueur ou un afflux sanguin plus considérable, contre la température trop élevée ou trop basse du milieu ambiant. Enfin par la multitude de ses terminaisons nerveuses qni en font une enveloppe douée d'une sensibilité exquise, elle est pour l'organisme l'organe protecteur par excellence, en même temps que les excitations qu'elle perçoit vont stimuler par action réflexe ses éléments propres et tous les autres appareils. Il résulte de cet aperçu rapide que tout milieu insolite dans lequel la peau sera plongée produira sur elle :

1° Des modifications de sécrétion et de respiration ,

2° Des modifications de circulation et par suite des modifications de la température générale.

3° Des modifications du système nerveux, entraînant des réactions réflexes soit sur elle-même soit sur d'autres organes.

4° Des modifications dans la nutrition de ces éléments propres.

Ce sont ces divers phénomènes que nous allons examiner sur la peau plongée dans le bain.

1° BAIN D'EAU SIMPLE.

L'action de l'eau sur la peau est très-variable, suivant la température à laquelle on l'emploie. Trop chaude ou trop froide l'eau, qui n'est alors que le véhicule du calorique, ne peut être tolérée que pendant un temps relativement court et n'agit qu'en produisant des phénomènes de réaction comme le ferait tout autre milieu chaud ou froid ; on doit en général la proscrire du traitement des dermatoses qui demandent un contact prolongé du médicament, afin d'amener des changements durables dans le mode fonctionnel des éléments de la peau. C'est pourquoi l'hydrothérapie ne convient pas aux maladies de la peau, et en particulier aux manifestations cutanées diathésiques qui peuvent se repercuter à l'intérieur.

Ce n'est que dans le bain tiède que se trouve réalisée la condition fondamentale du traitement hydrologique des affections cutanées, savoir la longue durée de l'immersion. Ceci revient à dire que la température du bain n'a d'autre rôle que de permettre aux malades d'y séjourner aussi longtemps qu'il est nécessaire. C'est pourquoi nous passerons rapidement sur les effets du bain froid et du bain chaud.

Bain froid. — Dangereux au-dessous de 8° (1), le bain froid de 8° à 15° est un excitant énergique du système cutané et secondairement du système nerveux, par la réaction qu'il détermine et qui est d'autant plus intense que l'eau est plus froide. Cette réaction doi toujours être évitée avec soin dans les maladies de la peau ; il en est de même de la période qui la précède, période de concentration, à cause du refoulement du sang à l'intérieur et des congestions viscérales qu'elle peut produire. De 15° à 25° le bain n'a plus cette action de concentration, puis d'excitation, si ce n'est chez les sujets très-impressionnables ou lorsqu'il est trop prolongé. Ses effets sont calmants ; c'est un sédatif puissant du système nerveux et à ce titre il pourrait convenir dans les affections prurigineuses. Mais il n'est

(1) Les températures indiquées se rapportent toujours au thermomètre centigrade.

efficace qu'à condition d'avoir une certaine durée, et alors il peut arriver qu'il soit suivi d'une réaction qui exagère l'irritation nerveuse. C'est pourquoi il est bien préférable d'employer des lotions ou des compresses froides dont on peut prolonger l'application à volonté, ou le bain tiède qui est également sédatif.

Bain chaud. — Le bain est chaud à partir de 38°, et d'autant plus pénible et plus court qu'on se rapproche de 45° qui paraît être le maximum que l'organisme puisse supporter. De même que le bain froid il excite fortement le système cutané. Mais au lieu d'être tonique comme ce dernier, il est très-débilitant, à cause de la transpiration abondante qu'il détermine. Il paralyse momentanément le système vaso-moteur et pousse à la peau, à ce titre c'est un révulsif puissant. Il est inutile d'entrer dans de plus grands détails à son sujet car il n'est qu'exceptionnellement employé en dermatologie.

Bain tiède. — Compris entre 25° et 37° le vrai bain tiède, celui qui est supporté le plus longtemps sans malaise, a une température égale à celle de la peau, c'est-à-dire 32° à 33°.

C'est à lui que convient surtout le nom de *bain neutre* ou *indifférent* puisqu'en y entrant on n'éprouve ni sensation de chaud ni sensation de froid. Sa durée est ordinairement comprise entre une demi-heure et une heure, laps de temps nécessaire pour que ses effets soient bien prononcés. Dans quelques thermes, à Louesche, par exemple, les malades y séjournent de 3 à 8 heures. Hébra qui combat certaines maladies par les

bains prolongés y laisse séjourner ses malades 8 ou
10 heures par jour ; dans quelques cas le bain a été continué pendant 100 puis 500 et même une fois pendant
2400 heures. La température du bain tiède n'a aucune
action par elle-même ni sur la peau, ni sur les autres
systèmes. Aussi ce bain n'est ni tonique comme le bain
froid, ni débilitant comme le bain chaud ; là encore, et sur-
surtout à ce point de vue, il est *indifférent*. Son étude
doit nous intéresser particulièrement puisque c'est presque toujours sous forme de bain tiède qu'on utilise dans
le traitement des affections cutanées soit l'eau naturelle,
soit l'eau additionnée de substances solubles, soit les
eaux thermales. La raison en est qu'il fournit presque
seul de bons résultats, et qu'à cette température les
eaux minérales jouissent des propriétés physico-
chimiques qui leur sont propres. (Bazin) (1).

Ses effets doivent être divisés en généraux et en
locaux.

Effets généraux. — « Il peut être considéré comme
le bain hygiénique par excellence. Il constitue un des
principaux moyens d'entretenir l'harmonie des fonctions. Il repose les membres fatigués et produit un sentiment de fraîcheur sans affaiblir ; il convient après les
exercices violents du corps et de l'esprit ; il modère la
circulation, tempère l'ardeur des sens et l'activité du
cerveau : il est fort utile aux individus irritables. Aussi
doit-il être regardé comme un calmant, un rafraîchis-
sant, un émollient, un apéritif doux, un diurétique et
un diaphorétique. » (2). (Oré).

(1) Bazin. Leçons sur le traitement des affections de la peau. Paris
1870, p. 205.

(2) Article BAINS du Nouveau Dictionnaire de médecine et de chirurgie pratiques, t. IV, p. 441.

Effets locaux. — « Le bain débarrasse la peau des souillures que déposent à sa superficie la sueur, la poussière, les matières grasses qui la recouvrent comme un vernis, les lamelles épidermiques incessamment renouvelées qui lui forment une sorte d'enveloppe protectrice. Ces lamelles s'imbibent au contact du liquide, se gonflent, se ramollissent, se détachent; les unes viennent flotter sous forme d'écailles à la surface de l'eau, le plus grand nombre restent plus ou moins adhérentes à la peau, dont il est facile de les enlever par masses plus ou moins considérables, à l'aide d'un frottement un peu rude. Le bain entretient donc la propreté de l'enveloppe cutanée, lui rend ou lui conserve la netteté, le poli, le brillant de sa surface, maintient sa souplesse et son élasticité, la rend plus apte à remplir les diverses fonctions auxquelles elle est destinée : absorption, exhalation, sécrétions, excrétions, sensibilité, etc. Si le bain se prolonge, on voit les ongles se ramollir, l'épiderme plus ou moins épais de la paume de la main et de la plante des pieds se gonfler, blanchir, éprouver une corrugation plus ou moins marquée comme par une sorte de macération. (1). » (Tartivel). Ainsi le bain tiède active la nutrition des éléments de la peau, en déterminant la chûte des lamelles épidermiques superficielles et en sollicitant la formation de couches nouvelles aux dépens du réseau de Malpighi. Il imbibe la couche cornée et permet aux substances qu'il tient en dissolution de l'influencer chimiquement.

D'après ces considérations, on peut prévoir que le bain tiède sera éminemment propre à débarrasser la

____

(1) Article Bains du Dictionnaire encyclopédique des sciences médicales, t. VIII, p. 175.

peau des accumulations épidermiques dont elle est encombrée dans certaines affections cutanées sèches.

BAINS MEDICAMENTEUX ARTIFICIELS.

L'étude de ces bains se borne à l'exposé des phénomènes que la substance active détermine du côté de la peau, puisque nous connaissons déjà l'action du véhicule, c'est-à-dire de l'eau tiède.

On peut les répartir en deux groupes :

1° Les bains émollients.

2° Les bains excitants.

1° *Bains émollients*. — Ils sont fournis par le règne végétal et le règne animal. On les compose avec l'amidon, la fécule, la graine de lin, le son, la gélatine, les espèces émollientes du Codex, etc., à la dose de 500 à 1000 grammes. Ces substances jouissent ainsi qu'il résulte de la définition du mot émollient, de la proprieté de relacher, de détendre et de ramollir les parties enflammées. Elles exagèrent l'action sédative de l'eau tiède et calment l'éréthisme nerveux de la peau enflammée. On les a conseillées à peu près insdistinctement dans la période aiguë de toutes les dermatoses.

2° *Bains excitants*. — Ils sont ordinairement fournis par le règne minéral : les plus employés en dermatologie sont les bains composés avec des sulfures ou des carbonates alcalins et le bain de sublimé.

D'une façon générale ces bains sont excitants à un

degré proportionnel à la quantité de principes miné-
ralisateurs qu'ils contiennent. Ils agissent d'abord sur
la transpiration, la perspiration et la respiration cutanée qu'ils activent; en même temps ils accélèrent la
circulation capillaire. Outre cette stimulation des fonctions de la peau, ils la débarrassent plus rapidement que
l'eau tiède de ses furfures, de son vernis sebacé et des
matières étrangères qui la souillent, parce qu'à
l'action de l'eau s'ajoute l'action chimique du sel
dissous.

Lorsqu'ils sont répétés fréquemment ces bains exer-
cent sur la nutrition de la peau un stimulus très-marqué.
L'exagération de la circulation capillaire détermine
dans les éléments cellulaires un apport nutritif plus considérable et sollicite la genèse d'éléments nouveaux. Ces
couches stratifiées qui composent le revêtement épidermique se transforment plus vite; à chaque bain les
plus superficielles influencées chimiquement se laissent
désagréger et entraîner par le liquide. Il en résulte une
évolution plus rapide de l'enveloppe cornée, et du corps
muqueux, en même temps qu'une suractivité des glandes sécrétoires. Si ce mouvement nutritif s'exagère il
dépasse les limites physiologiques et va jusqu'à l'inflammation. On observe alors ces éruptions diverses, qui
sont la règle dans l'emploi des eaux minérales natu-
relles, et auxquelles les hydrologistes ont donné le nom
de *poussée*.

Lorsqu'ils s'adressent à la peau malade, les bains excitants la débarrassent promptement des concrétions
épidermiques qui la recouvrent. En irritant à la longue
les éléments sous jacents, ils ramènent l'affection à
l'état aigu et la font quelquefois naître sur des régions

épargnées jusque là. Ils rentrent ainsi dans la classe des agents substitutifs. Tels sont les effets des bains excitants envisagés d'une façon générale.

Bains alcalins. — Ils comprennent le bain sulfureux et le bain alcalin proprement dit.

Bain sulfureux. — On le prépare en ajoutant à l'eau du bain du trisulfure de potassium sec ou préalablement dissous dans un peau d'eau (Codex). Le trisulfure du commerce est ordinairement mêlé à d'autres sulfures moins actifs. S'il était pur il serait utile, comme le veut Trousseau (1), de ne pas dépasser la dose de 30 grammes pour un bain, à moins d'ajouter un peu d'acide sulfurique ou chlorhydrique. Le sulfure de potassium du commerce s'emploie à la dose de 25 à 100 grammes si l'on veut un bain astringent et résolutif, et à la dose de 100 à 150 grammes s'il doit produire une action irritante et substitutive (Gailleton). On emploie quelquefois le sulfure de sodium aux mêmes doses. Voici la formule du bain de sulfure de sodium à dose substitutive d'après M. Gailleton (2). Sulfhydrate de soude 30 grammes, carbonate de soude 30 grammes, chlorure de sodium 30 grammes. On ajoute quelquefois au bain sulfureux un kilog. de gélatine afin de rendre la peau souple et onctueuse au toucher comme le font les eaux minérales chargées de matières organiques (barégine, glairine), ou de conferves (sulfuraire).

(1) Trousseau et Pidoux. Matière médicale et thérapeutique, article Soufre. Paris, 1868, 8° édition, p. 875.
(2) Gailleton. Traité élémentaire des maladies de la peau, p. 98, Paris

Nous venons de dire que le bain sulfureux était astringent et résolutif, ou bien irritant et substitutif suivant la proportion de sel dissous. Ses effets excitants ont été décrits plus haut. S'il est prolongé ou si sa température se rapproche de celle du corps ($36°,37°$) il produit de l'insomnie et une fièvre artificielle. Ces phénomènes s'observent même lorsqu'il est tiède et de durée ordinaire chez les sujets impressionnables. Il est formellement contrindiqué toutes les fois que le malade présente un état fébrile, même léger. On l'a conseillé contre presque toutes les dermatoses à l'état stationnaire ou chronique.

Bain alcalin proprement dit. Composé avec le carbonate neutre de soude. De même que le précédent, il est astringent et résolutif à dose modérée, 60 à 150 grammes, et irritant et substitutif à dose élevée, 150 à 1000 grammes. Il n'est jamais aussi irritant que le bain sulfureux. Nous avons vu administrer à des enfants des bains de une heure avec 1000 grammes de carbonate de soude sans constater de phénomènes d'irritation générale ; localement il n'y avait qu'un peu d'excitation de la peau.

Le bain alcalin outre ses propriétés excitantes, agit sur la peau surtout par ses affinités chimiques. On sait que les solutions de potasse et de soude ont la propriété de dissoudre certains éléments de l'organisme entre autres les épithélium, et c'est à ce titre qu'elles figurent dans les laboratoires d'histologie. Les bains sulfureux et alcalins qui ne sont que des solutions très-étendues de ces substances ont la même propriété mais très-atténuée, surtout en ce qui concerne le bain sul-

fureux qui irrite davantage et ne peut être supporté
aussi longtemps que le bain de carbonate de soude.

Dissolvant facilement l'enduit sébacé, ce dernier attaque à la longue les cellules cornées. Au sortir du bain,
on constate que la peau n'est plus lisse, polie, onctueuse
mais au contraire mate et âpre au toucher. Elle offre
de la prise au frottement et laisse facilement déta-
cher les couches cellulaires superficielles sous forme
de débris furfuracés. On peut induire de ce fait
qu'il conviendra dans les affections sèches où l'épiderme est épaissi, tandis que dans les affections humides il sera nuisible à cause de son action dissolvante
bien plus active lorsqu'elle s'adresse aux cellules du
corps muqueux. Le bain alcalin est encore utile par la
propriété qu'il possède de calmer le prurit pour un certain temps.

On peut rapprocher du bain alcalin proprement dit
le bain savonneux qui a sur la peau la même action
chimique.

Bains de sublimé. Préparé avec parties égales de sublimé et de chlorhydrate d'ammoniaque, 15 à 30 gr.
de chaque, ou avec la solution suivante : sublimé 20 gr.
alcool à 90° 50 gr. eau 200 gr. Par ce dernier procédé
il rend la peau plus lisse, plus onctueuse au toucher.
Quelques auteurs portent la proportion de sublimé à
50 ou 60 grammes ; c'est là une dose trop élevée pour
un médicament aussi actif, car on doit toujours redouter l'absorption par des éraillures de l'épiderme.

Ce genre de bain a surtout été étudié en France par
Trousseau qui l'a remis en honneur. « Les premiers que
l'on prend, dit-il, peuvent causer de la pesanteur de

tête et une téndance au sommeil souvent invincible, quelquefois des crispations d'estomac et de très-légères coliques suivies rarement de vomissements ou de diarrhée. Après les premiers bains, ces phénomènes cessent de se manifester, mais il en survient d'un autre ordre ; ordinairement il se montre sur les jambes une éruption papuleuse qui ressemble assez bien au lichen agrius, et qui cause aux malades de vives démangeaisons et même de la cuisson. Cette éruption, loin de se dissiper sous l'influence de nouveaux bains, augmente au contraire et oblige souvent à renoncer à ce moyen (1). »

Le bain de sublimé excite plus spécialement le système nerveux sensitif, il ne calme pas le prurit et le fait naître à la longue. Son action chimique sur l'épiderme le rapproche du bain alcalin, mais il l'attaque un peu moins facilement. Il trouve son emploi dans les affections parasitaires et les éruptions syphilitiques sèches, et d'après les Allemands, dans toutes les affections de l'épiderme. Trousseau recommande expressément de ne jamais donner en même temps, ou à peu d'intervalle des bains sulfureux et des bains de sublimé, car alors la peau deviendrait d'un noir brun et cette teinte persisterait jusqu'à la chûte de la couche cornée.

Nous venons de passer en revue les bains minéraux simples. On a conseillé aussi contre les affections cutanées des bains minéraux composés, imitant plus ou moins bien la composition de certaines eaux thermales ; tels sont les bains artificiels de Barèges, de Plombières, etc, ou comprenant un certain nombre de substan-

---

(1) Trousseau et Pidoux. Traité de thérapeutique et de matière médicale, t. I, p. 278, 8ᵉ édition

ces, tels que les bains de Pennès. Ces bains dont l'action sur la peau ne présente rien de particulier sont peu usités en dermatologie.

Bains médicamenteux à l'hydrofère. Les bains sulfureux, alcalins ou hydrargyriques administrés à l'hydrofère ont à peu de chose près la même action qu'administrés par le procédé ordinaire. Ils sont plus excitants à minéralisation égale à cause du mouvement du liquide; mais ils conviennent moins aux maladies de la peau parce-qu'ils n'imbibent pas aussi bien l'épiderme et que l'action de contact est ainsi amoindrie. Expérimentés par M. Hardy, à l'hôpital St-Louis, les bains à l'hydrofère furent vantés à une certaine époque contre les maladies de la peau, mais ils sont à peu près abandonnés aujourd'hui.

BAINS MÉDICAMENTEUX NATURELS.

Ils comprennent les *bains de mer* et les *bains d'eaux minérales*. On peut les diviser comme les bains médicamenteux artificiels en deux groupes : les *émollients* et les *excitants*. Les stations thermales à eaux émollientes sont peu communes ; cette propriété est due ordinairement à la grande quantité de matières organiques (barègine, sulfuraire) qu'elles contiennent. Néris peut être considéré comme le type de ces stations. On les a conseillées contre les affections aiguës de la peau, et contre la susceptibilité exagérée du système nerveux cutané.

Les stations à eaux excitantes sont les stations maritimes et un grand nombre de stations minérales. Dans l'emploi des eaux minérales excitantes il y a deux choses à considérer. En premier lieu les effets généraux qui dépendent soit des réactions produites du côté de la peau soit des dérivations produites par l'usage interne de l'eau minérale ; en second lieu les effets locaux déterminés par le contact répété du liquide avec le tégument.

Les effets généraux dépendant de l'action du bain sur le système nerveux sont difficiles à préciser parce que le plus souvent on administre en même temps l'eau à l'intérieur. On conçoit qu'ils doivent être en rapport avec la température du bain : ce seront des effets toniques stimulants si l'eau est froide comme le bain de mer, ou diaphorétiques et débilitants si l'eau est employée chaude comme dans certains thermes. En outre on observera une excitation générale en rapport avec la nature et la quantité des sels actifs.

Localement le bain excitant répété produit des éruptions diverses connues sous le nom de *poussées*. Contrairement à l'opinion de certains hydrologistes, M. Bazin a montré que la poussée était le résultat de l'irritation externe produite par le bain minéral (1), et ne devait pas être confondue avec les éruptions spécifiques consécutives à l'absorption de certains médicaments.

Bains de mer. L'eau de mer a sur l'organisme une double action ; l'action de l'eau modérément froide augmentée par le mouvement des lames, et l'action spéciale due à sa composition minérale dans laquelle le

(1) Bazin. Loc. cit., pp. 200 et 204.

chlorure de sodium entre dans la proportion de 27 à
30 grammes par litre. Les phénomènes généraux : stimulation, agitation, insomnie, léger mouvement, fébrile
dépendent de cette double influence. Sur la peau l'eau
de mer produit « l'imbibition à un certain degré, sorte
de salage qui a, comme on le sait, la propriété de raf-
fermir et de tonifier les tissus organiques. » (1)

Elle cause une stimulation du système circulatoire
« qui détermine rapidement des érythèmes, de la congestion de la peau , et pour peu que l'action soit pro-
longée, les lésions immédiates se traduisant par une
véritable vésication .» (2) (Bazin) . Comme on le voit,
l'action directe de l'eau de mer sur la peau est résolutive. C'est pourquoi elle convient surtout aux infiltrations cutanées et aux éruptions des scrofuleux et des
lymphatiques. Nous verrons à propos de la scrofule
comment leur rôle doit être interprété.

Bains minéraux excitants. Les eaux minérales excitantes qui ont été préconisées contre les affections cutanées
sont extrêmement nombreuses. Les effets qui résultent
de leur emploi sous forme de bains, sont identiques à
ceux que nous avons décrits plus haut à propos des
bains excitants en général. Sur la peau leur excitation
a des degrés en rapport avec leur composition chimique
et leur richesse en éléments minéraux. C'est pourquoi
leur action physiologique sera suffisament connue,
lorsque, les ayant réparties par groupes, nous aurons
indiqué quel est le mode d'excitation spécial qui cor-

(1) Dutrouleau. Dict. encycl. des sciences médicales, article BAINS DE
MER, t. VIII, p. 254.
(2) Bazin. Loc. cit., p 191.

respond à chacune d'elles. D'après les hydrologistes, on peut classer ainsi les eaux minérales usitées en dermatologie.

1° Eaux sulfurées.

2° — sulfatées.

3° — chlorurées sodiques et bromo-iodurées.

4° — bicarbonatées sodiques.

5° — arsenicales.

Eaux sulfureuses ou sulfurées. Elles contiennent de l'acide sulfhydrique libre, ou des sulfures alcalins quelquefois les deux ensemble. On les a divisées en :

Sulfurées sodiques.

— calciques.

— et chlorurées sodiques.

Les eaux *sulfurées sodiques* sont fortes, moyennes, ou faibles suivant l'énergie de leur excitation.

Très actives comme à Baréges, leur énergie est moindre à Luchon, à Ax, à Cauterets. Cependant les sources nombreuses et variées de ces stations permettent de parcourir successivement tous les degrés de la stimulation. Viennent ensuite par ordre de décroissance Amélie-les-Bains, le Vernet, Olette, Molitg et beaucoup d'autres.

Les eaux sulfurées sodiques ne produisent la poussée et le retour de l'affection à l'état aigu qu'assez tard, en moyenne après 15 ou 20 bains ; mais cette fluxion qui va sans cesse en augmentant nécessite une interruption momentanée du traitement.

Les eaux *sulfurées calciques* sont moins excitantes en général que les précédentes, elles irritent la peau plus vite mais moins profondément Aussi, le retour des dermatoses à l'état aigu qu'elles produisent dès les premiers bains trouve un remède dans la continuation même du traitement. Schintznach est une des plus actives et la poussée y est intense. Aix les Bains, Enghien, Allevard sont douées d'une activité moyenne.

Avec les eaux *sulfurées chlorurées sodiques* on a une réaction inflammatoire tardive comme dans les sulfurés sodiques qui est calmée par la continuation des bains comme dans les sulfurées calciques. Les médecins d'Uriage ont expliqué ce résultat par le tempérament qu'apporte à l'action irritante du soufre les propriétés résolutives de l'eau de mer.

Comme la poussée à Uriage est faible et non constante il eut peut-être été plus simple de dire que l'eau, qui ne contient que peu d'acide sulfhydrique libre et 7 gram. de chlorure de sodium par litre, n'est pas assez minéralisée pour produire une poussée bien marquée. Aix-la-Chapelle est avec Uriage le type de ces stations peu nombreuses, qui conviennent très-bien aux scrofuleux. On a fait à Uriage une réputation pour la cure de l'eczéma, que nous ne croyons pas suffisamment justifiée.

2. *Eaux sulfatées*. Elles jouissent de propriétés excitantes à un degré plus faible que les précédentes. Baden (Suisse), St-Gervais, Plombières, Bagnère de Bigorre, rentrent dans cette catégorie. A Louesche la poussée est intense bien que les eaux soient faiblement minéralisées. Peut-être faut-il attribuer ce résultat uniquement à la longue durée du bain. En tous cas, nous tenons d'un malade que, quand elle tarde, on la sollicite en appliquant sur la peau un grand nombre de ventouses scarifiées.

3. *Eaux chlorurées sodiques et bromo-iodurées.* Ces eaux ont sur la peau des effets semblables à ceux de l'eau de mer, plus ou moins intenses suivant la quantité de sel dissous. Les eaux mères où la proportion d'iode et de brôme est plus forte, sont plus actives et conviennent mieux aux scrofuleux qui fréquentent ordinairement ces stations. Challes, Salins (Jura) et Bourbonne-les-Bains sont des plus fréquentées.

4. *Bicarbonatées sodiques.* Ces eaux n'ont pas d'autre effet à l'extérieur que ceux du bain alcalin. On envoie ordinairement à Vichy, Royat etc. les malades qui en même temps qu'ils ont une affection de la peau, présentent des troubles du côté du système digestif, des manifestations goutteuses ou rhumatismales. Bazin en a fait le spécifique de l'arthritis. Mais c'est l'usage interne qui est surtout important.

5. *Arsénicales.* La Bourboule et le Mont Dore sont des stations fréquentées par les dartreux. L'eau est exclusivement employée à l'intérieur. A l'extérieur elle n'a d'autres effets que ceux du bain ordinaire.

BAINS DE VAPEURS ET DOUCHES.

Les bains de vapeur et les douches n'agissent plus comme les bains ordinaires. Ce qu'on demande à ceux-ci, c'est une action sédative ou excitante directe par un contact prolongé avec l'épiderme. Quand on emploie les bains de vapeur d'eau simple ou minérale, les douches d'eau chaude, d'eau froide ou de vapeur, on se propose d'agir sur le système nerveux en excitant fortement la peau. On conçoit qu'une telle excitation est bien rarement indiquée dans les affections cutanées. Ce n'est guère qu'aux eaux minérales, qu'on la provoque dans certaines formes invétérées.

En résumé on voit que, envisagé d'une manière générale, le rôle physiologique des bains est complexe. En l'appliquant à la thérapeutique des dermatoses on peut se proposer deux choses : ou bien agir lentement sur la peau par un contact toujours assez long de l'eau et des médicaments dissous, et produire ainsi des phénomènes locaux et généraux durables; ou bien provoquer une fluxion cutanée rapide, dont les effets seront nécessairement temporaires. Dans le premier cas, on emploie le bain tiède, ou modérément froid, ou modérément chaud, avec ou sans médicaments dissous ; c'est là le bain proprement dit, celui qui s'emploie ordinairement contre les affections cutanées et dont nous allons apprécier la valeur thérapeutique dans le chapitre suivant. Dans le second cas, on emploie l'eau froide, l'eau chaude, la vapeur, soit en bains soit en douches : ce sont là des agents révulsifs souvent employés dans la thérapeutique des maladies internes, mais qui ne conviennent que rarement aux maladies de la peau; c'est pourquoi nous ne ferons qu'en citer les indications sans les discuter ; ce travail ne comportant pas l'étude du rôle de la révulsion en dermatologie (1).

(1) Voyez Durand-Fardel. Les eaux minérales de la France mises en regard des eaux minérales de l'Allemagne, rapport présenté à la Société d'hydrologie. Paris, 1872. Ainsi on y lit : Les fortes minéralisations et les températures élevées sont donc contr'indiquées, sauf exception, dans le traitement des maladies de la peau. »

DEUXIÈME PARTIE

Action thérapeutique des bains dans les maladies de la peau.

1° ACTION DU BAIN SUR LES DERMATOSES EN GÉNÉRAL.

A l'état morbide comme à l'état sain, le bain produit sur la peau des effets locaux et des effets généraux.

Effets locaux. — Ce sont des phénomènes d'excitation ou de sédation analogues à ceux produits sur le tégument normal; seulement ils sont plus accusés en raison de l'impressionnabilité plus grande de la peau altérée, qui offre plus de prise à l'influence des milieux dans lesquels elle est plongée.

D'autre part le rôle du bain est d'absterger les parties malades, de les débarrasser des produits inutiles ou nuisibles, de mettre en contact avec la surface de la lésion les substances qu'il tient en suspension ou en dissolution. En un mot, le bain n'est pas autre chose qu'un mode de pansement des dermatoses.

Effets généraux. — En même temps qu'il agit sur la lésion cutanée, le bain, par les réactions qu'il détermine du côté du système nerveux, agit sur la constitution; et si l'affection cutanée est sous la dépendance d'un état diathésique, il peut modifier cet état et contribuer ainsi à la guérison. Sous ce rapport le bain rentre dans le traitement général des dermatoses.

On peut se demander s'il peut agir sur la constitution en faisant absorber des principes médicamenteux par les surfaces malades. Nous avons vu qu'à l'état sain le tégument externe n'absorbe pas. A l'état physiologique on peut déjà prévoir que dans les affections sèches, où la couche cornée normale a pris une épaisseur beaucoup plus grande, l'absorption n'aura pas lieu, tandis que dans les affections humides, où la couche cornée, tombée par places, laisse à nu le corps muqueux, l'absorption sera très-facile. C'est, en effet, ce que l'expérience démontre. Ainsi nous avons donné à un homme de 60 ans, porteur d'un eczéma des jambes déjà un peu sec, un bain d'une heure avec 10 grammes d'iodure de potassium. Les urines, examinées deux heures puis seize heures après le bain, ont donné chaque fois par l'amidon et l'acide sulfurique une coloration bleue presqu'aussi foncée que celle qu'on obtenait avec l'eau du bain. Déjà antérieurement nous avions eu l'occasion d'observer un malade qui eut de la salivation après avoir enduit son eczéma de pommade au calomel. Il nous a paru intéressant de rechercher si les plaques de psoriasis dépouillées de leurs squames sont susceptibles d'absorption. Nous avons choisi un malade atteint de psoriasis généralisé, chez lequel toutes les squames étaient tombées sous l'influence du traitement arsenical, mais qui présentait encore une coloration rouge intense des surfaces atteintes. Nous lui avons donné plusieurs fois de suite des bains d'une heure avec 10 gr. d'iodure de potassium sans jamais constater la moindre trace d'iode dans l'urine examinée soit deux heures, soit seize ou dix-huit heures après le bain.

Ainsi, dans les formes sèches, le bain n'atteint que la surface de la lésion, tandis que dans les formes humides il peut influencer la lésion dans toute son épaisseur et même introduire dans le torrent cirulatoire des modificateurs généraux.

2° ACTION DES BAINS SUR LES DERMATOSES EN PARTICULIER.

Dans l'exposé qui va suivre, nous adopterons un ordre arbitraire qui nous a paru le plus convenable au but que nous nous proposons. Voici en quoi il consiste : nous plaçons dans une première série les difformités de la peau et les affections de cause externe. Puis, passant aux affections de cause interne, nous étudions d'abord l'action générale des bains sur les maladies et les éruptions qu'elles engendrent. Ensuite nous examinons le rôle des bains soit dans les affections sèches, soit dans les affections humides.

Difformités congénitales ou acquises de la peau. — Il n'y aurait pas lieu d'examiner l'action des bains dans ces lésions si parmi elles ne se trouvait pas l'ichthyose. En effet, les bains ne peuvent rien contre le noevus ou le vitiligo par exemple.

Dans l'ichthyose le bain ne guérit pas davantage, mais il rend des services en faisant tomber les écailles à mesure qu'elles se produisent, en assouplissant la peau, et en excitant les fonctions cutanées. Il rend ainsi supportable une difformité quelquefois très-pénible. Le

bain sulfureux et le bain alcalin conviennent particulièrement à l'ichthyose, à cause de leur action dissolvante. Il faut qu'ils soient d'une durée assez longue,
et que l'usage en devienne habituel ; car dès qu'on les
cesse les écailles se reforment. Si les écailles étaient
épaisses et très-difficiles à faire tomber, on pourrait
alors avoir recours aux procédés d'excitation énergique,
aux bains et aux douches de vapeur.

AFFECTIONS DE CAUSE EXTERNE.

Ce sont celles qui sont provoquées directement par
l'action sur la peau d'agents physiques ou chimiques,
de parasites végétaux ou animaux, ou indirectement
par l'ingestion de certaines substances.

Le traitement de ces affections comprend deux indications principales : 1° écarter la cause morbide ;
2° combattre les symptômes.

Le bain dans quelques cas les remplit toutes deux.

On peut les diviser en trois groupes :

1° Affections dues au contact d'agents physiques ou
chimiques ;

2° Affections parasitaires ;

3° Affections dues à des ingesta.

*1° Affections dues au contact d'agents physiques ou chi-
miques.* — Ce sont des inflammations érythémateuses,
papuleuses, vésico-pustuleuses et quelquefois même
bulleuses. Elles sont produites par le frottement des
surfaces cutanées : intertrigo ; par le froid, la chaleur
et le soleil : érythèmes ; par le contact des substances
irritantes : éruptions vésiculo-pustuleuses, propres à cer-

taines professions ; par le contact de sécrétions altérées telles que l'urine chez les diabétiques, la sueur chez les arthritiques, etc.

Ces éruptions ont généralement une marche aiguë. Il faut d'abord écarter la cause d'irritation ; le bain remplit cette indication dans les cas où la peau est encore recouverte de substances irritantes. Dans le traitement des symptômes consécutifs il faut toujours s'abstenir de bains. L'érythème simple disparaît sans autre traitement local que des poudres inertes. L'intertrigo et les autres inflammations humides contr'indiquent l'usage des bains, qui exagèrent les phénomènes inflammatoires s'ils sont excitants, et retardent la guérison s'ils sont émollients. En effet, il est facile de se convaincre que ces inflammations guérissent rapidement si l'on respecte les croûtes dans lesquelles l'épiderme se régénère, tandis qu'en les faisant tomber par le bain on perpétue indéfiniment le suintement. Ainsi on voit souvent l'intertrigo des enfants persister malgré les lavages et les bains, que prodiguent les parents, tandis qu'il cède rapidement par l'usage exclusif des poudres qui facilitent le glissement des surfaces et les recouvrent d'une couche protectrice.

Ce n'est que dans le cas d'inflammation pustuleuse tout à fait au début, alors que les pustules non encore ouvertes s'accompagnent de phénomènes inflammatoires très-marqués, qu'on pourra donner un bain émollient prolongé pour faciliter la rupture des pustules et faire cesser le gonflement, mais on aura soin de recouvrir les surfaces malades de poudres inertes immédiatement après et de les soustraire au contact de l'air. Comme ces éruptions siégent généralement aux mains, l'enveloppement imperméable donnera encore de meilleurs résultats.

Toutes ces affections disparaissent rapidement une fois la cause écartée, à moins que celle-ci ne soit venue réveiller une diathèse latente. On a alors réellement à faire à des éruptions de cause interne, et l'agent irritant n'a joué que le rôle de cause occasionnelle.

2° *Affections parasitaires*. — On les divise en affections dues aux parasites animaux et affections dues aux parasites végétaux.

Affections dues aux parasites animaux.—Ces parasites, qui sont les acares et les pediculi, donnent naissance à des éruptions polymorphes accompagnées d'un prurit intense. Une fois les parasites détruits, les éruptions disparaissent d'elles-mêmes ou avec l'aide de quelques topiques résolutifs ; lorsqu'elles persistent c'est qu'elles sont sous la dépendance d'un état constitutionnel herpétique ou arthritique ; ce sont alors des éruptions de cause interne dont le parasite est venu favoriser l'éclosion. Dans la *gale*, maladie engendrée par les acares, le bain sulfureux qu'on emploie ordinairement a un effet curatif. Il tue les acares par lui-même, et en ramollissant l'épiderme, il permet aux substances actives des pommades antipsoriques d'aller atteindre au fond de leurs sillons ceux qui ont échappé à son action. Le plus souvent on active la chute de l'épiderme au niveau des sillons par des frottements énergiques. Une fois l'insecte détruit les bains doivent être continués afin d'entretenir la propreté de la peau et de calmer les démangeaisons, à moins qu'il ne se soit développé des manifestations diathésiques à forme humide.

Dans la phthiriase, maladie engendrée par les pédiculi, le bain sulfureux ou le bain de sublimé détruit
les parasites. On continue l'usage des bains sulfureux
ou alcalins pour calmer le prurit et comme moyen de
propreté.

Affections dues aux parasites végétaux.

Ce sont le favus, la trichophytie et le pityriasis vési-
color.

1° *Favus.* — Il est engendré par l'*achorim schœn-
leinii*. Nous ne parlerons pas du favus du cuir chevelu
où le bain ne peut être appliqué et où du reste il serait
sans effet, car l'achorion est là sur son véritable terrain
et jusqu'ici tous les agents chimiques que l'on a pu diri-
ger contre lui sans désorganiser la peau n'ont pu en
avoir raison.

Le favus sur le reste du corps est érythémateux ou en
godets.

Dans le favus érythémateux, favus épidermique, le
parasite siége entre les cellules cornées de l'épiderme.
Cette forme a peu de tendance à durer et disparaît souvent d'elle-même; un bain sulfureux la fait disparaître
à coup sûr.

Dans le favus en plaques ou en godets, le cryptogame a le même siége anatomique qu'au cuir chevelu;
il est logé dans le follicule pileux et en se développant
il forme des godets ou des croûtes qui ressemblent à
ces champignons qui poussent sur les vieux troncs
d'arbres. Les bains font facilement tomber ces croûtes
et tant qu'on en continue l'emploi ils en empêchent la

reproduction ; mais la teinte rouge vineuse des parties démontre que le parasite existe toujours, et M. Bazin a démontré qu'il n'y avait qu'un seul moyen de l'atteindre : l'épilation. Depuis les travaux de M. Bazin, on ne cite plus comme auparavant des cas de guérison de favus du cuir chevelu (teigne vraie, teigne faveuse) par les eaux minérales (1).

2° *Trichophytie*. — Cette maladie est causée par un cryptogame qui a reçu le nom de *trichophyton tonsurans*. C'est à M. Bazin que revient l'honneur d'avoir démontré que la teigne tonsurante ou herpès tonsurant, propre aux enfants, la mentagre ou sycosis parasitaire, propre à l'adulte, et l'herpès circiné que l'on peut observer à tout âge, sont dus au développement d'un seul et même parasite, le trichophyton, d'où le nom de *trichophytie* donné par M. Hardy à cette trilogie.

De ces trois affections, il en est deux dans lesquelles les lotions excitantes et même les irritants énergiques, les douches, etc., sont sans influence ; elles sont très-rebelles à tous les moyens de traitement à cause de la difficulté qu'il y a à aller atteindre le parasite dans le poil et dans le follicule pileux.

C'est dans le cas d'herpès circiné étendu du tronc et des membres que l'on peut avoir recours aux bains. Mais bien que dans cette forme le parasite siége dans l'épiderme, il est difficile de le faire disparaître. Le bain émollient peut bien y contribuer en favorisant la chute des couches superficielles, mais s'il est irritant il favo-

(1) Voyez l'Essai thérapeutique et clinique sur les eaux de Lamotte, par Buissard (1842), l'Etude sur les eaux d'Uriage, par Gerdy (1849), etc., où sont relatées des cures de ce genre.

rise l'extension de la maladie. C'est un fait d'observation fréquente de voir des herpès circinés s'éterniser
quand ils sont traités par des topiques énergiques, et
disparaître peu à peu par les émollients simples. Cependant la teinture d'iode réussit souvent à en triompher
et nous avons le souvenir d'un herpès circiné étendu
contracté dans le service de M. Horand par l'un de ses
internes, qui résista à l'emploi des bains sulfureux et
des bains de sublimé, et ne disparut qu'à l'aide de larges
badigeonnages à la teinture d'iode. Il y a du reste une
certaine prédisposition de la peau à contracter l'herpès
circiné, et nous avons vu parmi les personnes soignant
habituellement les teigneux des sujets qui en étaient
fréquemment atteints, tandis que d'autres dans les
mêmes conditions n'étaient jamais contagionnés.

3° *Pityriasis versicolor.*— Cette affection qui se manifeste sous forme de taches couleur café au lait, est due
à la présence d'un parasite, le *microsporon furfur*. Il
Il survient chez les sujets en bonne santé, et dans le
cours de certaines affections chroniques graves,
principalement dans la phthisie. Il suffit ordinairement
d'un seul bain sulfureux ou de sublimé pour le faire
disparaître. La peau est très-apte à le contracter de
nouveau surtout chez les phthisiques, et le bain n'a
aucune action sur cette prédisposition; mais il réussit
toujours quel que soit le nombre des récidives.

Affections dues à des ingesta (1).

L'ingestion de certains aliments : moules, homards,

(1) Nous avons rangé arbitrairement ces affections parmi celles de
cause externe, ainsi que l'a fait M. Bazin. En réalité, ce sont des affections de transition entre celles de cause externe et celles de cause interne proprement dites.

écrevisses, fraises, etc., donne lieu chez les sujets prédisposés à des effets toxiques accompagnés d'une éruption qui affecte le type de l'urticaire, de l'érythème scarlatiniforme, ou urticé, plus rarement de la roséole (Gailleton) (1). Le système nerveux, qui est ici l'intermédiaire entre l'effet et la cause, est doué chez ces personnes d'une grande impressionabilité pour l'une ou l'autre de ces substances ; et d'après un certain nombre d'observateurs, cette idiosyncrasie est ordinairement l'apanage des constitutions herpétiques.

D'un autre côté certains médicaments très-actifs, de nature organique ou de nature minérale, en agissant de la même façon sur le système nerveux ou en s'éliminant par la peau, causent des éruptions de nature variable. Tels sont les érythèmes, simples, papuleux, vésiculeux, scarlatiniformes, produits par l'huile de foie de morue, les essences, les térébenthines, le copahu, le cubèbe, la belladone, le datura, etc. ; et les éruptions vésiculeuses, papuleuses, pustuleuses, acnéiques, causées par l'antimoine, le mercure, le brôme, l'iode, l'arsenic, etc.

Toutes ces éruptions par ingesta disparaissent ordinairement d'elles-mêmes au bout de peu de temps dès qu'on cesse l'usage de la substance incriminée, et quelquefois alors même qu'on continue à l'administrer ; ex. l'érythème copahivique. Leur traitement ne comporte l'emploi de bains que dans les cas où les phénomènes d'irritation cutanée sont très-marqués. Ainsi dans l'urticaire, l'érythème scarlatiniforme, le bain émollient

(1) Loc. cit., p. 297.

ou faiblement alcalin calmera momentanément la cuisson et le prurit. Si l'on veut obtenir une sédation durable on fera bien d'administrer en même temps à l'intérieur du bromure de potassium.

AFFECTIONS DE CAUSE INTERNE.

Nous examinerons d'abord l'action générale des bains dans les quatre grandes classes d'affections cutanées internes : scrofulides, syphilides, arthritides et herpétides.

Des scrofulides.

M. Bazin les divise en scrofulides bénignes et scrofulides malignes ; M. Gailleton en scrofulides hyperémiques communes et scrofulides profondes néoplasiques. Les scrofulides malignes sont admises par tout le monde ; les bénignes sont rejetées par M. Hardy comme n'étant pas de nature scrofuleuse ; pour cet auteur ce sont des inflammations communes se développant sur un terrain spécial. Quelle que soit l'opinion qu'on adopte, le traitement consiste toujours dans l'emploi des antiscrofuleux.

Toutes les fois qu'on a un scrofuleux à traiter on institue un traitement général qui s'adresse à la diathèse et un traitement local qui s'adresse à la lésion.

Le traitement de la diathèse qui est de beaucoup le plus important est à la fois interne et externe. A l'intérieur, en même temps qu'on soigne l'alimentation, on donne des médicaments qui ont une action curative si évidente sur les manifestations de la scrofule, qu'on les a considérés comme des spécifiques. On peut citer en première ligne l'iode, le brome, et surtout les eaux minérales iodo-bromurées. « Le type du médicament hydrominéral antiscrofuleux, dit M. Bazin, est l'eau contenant à la fois de l'iode, du brome et une dose thérapeutique de chlorure de sodium (1). » Le soufre, à cause de son action résolutive, est aussi d'une grande utilité, particulièrement dans les premières périodes de la maladie.

Durant notre internat à l'Antiquaille nous avons vu l'eau de Challes, qui est à la fois sulfureuse et bromoiodurée, donner les meilleurs résultats, surtout dans les formes ganglionnaires et tégumentaires de la scrofule. M. Bazin place ces eaux et celles de Saxon en première ligne pour la cure de cette diathèse.

A l'extérieur on ne peut guère instituer de traitement général dans les hôpitaux ou dans la clientèle. Il faut envoyer les malades aux eaux minérales ou aux bains de mer. Les stations les plus fréquentées des scrofuleux sont les stations maritimes de l'Océan ; les eaux chlorurées sodiques et bromo-iodurées, principalement celles où, à l'exemple des Allemands, on emploie les eaux-mères : Salins (Jura), Salins (Savoie), Montmorot, Dax, Lavey (Suisse) ; les eaux sulfureuses des Pyrénées de grande et de moyenne activité ; les eaux sulfureuses et chlorurées sodiques d'Uriage et d'Aix-la-Chapelle, et enfin les eaux sulfureuses et bromo-iodurées de Challes et de Saxon, qui sont très-efficaces.

Suivant la forme éréthique ou torpide de la scrofule, on choisira des eaux toniques peu excitantes ou au contraire très-actives.

(1) Loc. cit., p. 241.

Les eaux chlorurées sodiques et bromo-iodurées ont une action proportionnée à leur richesse minérale. Il n'en est pas toujours de même des eaux sulfureuses, et MM. Lebert, Durand-Fardel, Astrié ont constaté que souvent ce sont celles à faible minéralisation qui réussissent le mieux : ex. les eaux de Forges.

Le bain de mer est excellent contre la scrofule ; les stations de Bretagne et de Normandie conviennent mieux aux formes torpides sans complications viscérales et celles du golfe de Gascogne aux formes éréthiques. Outre l'action tonique et fortifiante de l'eau de mer et ses effets régressifs sur les infiltrations cutanées, il faut aussi tenir compte des conditions hygiéniques nouvelles faites aux malades : changement de climat et d'habitudes, air pur, ozonisé et vivifiant des bords de la mer, exercice, soleil et même ingestion de l'eau salée rendue agréable par l'addition de gaz acide carbonique, comme cela se pratique dans quelques établissements maritimes ; toutes circonstances qui jouent un rôle au moins aussi considérable que la balnéation proprement dite. Cependant il faut savoir que les bains de mer ont peu d'effets sur les formes sécrétantes et les aggravent souvent (1).

En résumé c'est par l'emploi judicieux de la médication interne et externe combinée avec l'hygiène que l'on peut arriver à dominer le vice scrofuleux.

L'influence locale du bain dans les scrofulides a peu d'importance : il agit par ses propriétés résolutives en même temps qu'il entretient ou rétablit les fonctions de la peau. Relativement aux scrofulides bénignes, nous

(1) Bergeron. Rapport sur le traitement des enfants scrofuleux à l'hôpital de Berk-sur-Mer. Paris, 1866.

verrons plus loin comme il se comporte, en étudiant chaque dermatose en particulier.

Les scrofulides malignes exigent un traitement local énergiques par les caustiques : les bains excitants et surtout les douches peuvent être utiles pour consolider la guérison. M. Tillot a spécialement attiré l'attention sur les bons effets des eaux cuivreuses de Saint-Christau-de-l'Urbe, appliquées aux ulcérations phagédéniques.

Des syphilides.

Le traitement des syphilides comprend deux indications :

1° Combattre la maladie constitutionnelle par des moyens généraux ; 2° Combattre les manifestations cutanées par des moyens locaux.

La médication générale comprend deux ordres d'agents : 1° les spécifiques pour guérir la maladie ; 2° l'hygiène, élément presqu'ausssi important, pour favoriser l'action des spécifiques et consolider la guérison. A quel titre les bains font-ils partie de la médication générale ?

Les spécifiques s'administrent le plus souvent à l'intérieur, quelquefois par la méthode endermique ou la méthode iatralaptique. Peut-on les administrer par les bains ? Nous avons vu que l'absorption des médicaments non volatils par la peau saine est presque nulle. Chez les enfants, la peau qui est fine et souvent excoriée, et les muqueuses des orifices naturels absorberont une petite quantité du médicament, qui sera suffisante si ce médicament est très-actif comme le sublimé : le bain sera alors un bon moyen de le faire pénétrer dans l'économie. C'est pourquoi le bain de sublimé convient chez les enfants syphilitiques très-jeunes, parce que leur système digestif ne supporterait pas impunément l'usage de cette substance. Si l'on voulait donner de l'iodure de potassium par le même procédé, ou réussirait également, mais la quantité absorbée serait trop faible. Aussi doit-on préférer un autre moyen plus sûr, par exemple le lait d'une nourrice qui prend de l'iodure à l'intérieur.

Chez l'adulte, dans le cas de syphilide sécrétante humide, le sublimé du bain sera absorbé ; mais, cette méthode est à rejeter parce que, d'une part, on court la chance de donner lieu à des accidents toxiques, et, d'un autre côté, on ne peut se rendre compte de la quantité de sel qui pénètre dans les voies de l'absorption : on viole ainsi cette règle très-importante qui veut qu'on donne le mercure d'une façon soutenue à dose altérante.

M. Fleury (1), qui ne croit guère à l'action spécifique du mercure, pense que la syphilis est due à un poison susceptible de s'éliminer par les sécrétions, d'où l'action curative qu'il attribue à l'hydrothérapie qui est le seul moyen de produire des transpirations prolongées sans inconvénient. C'est là une théorie qu'il n'est pas nécessaire de réfuter aujourd'hui, et l'hydrothérapie, impuissante par elle-même contre la syphilis, doit être reléguée au rang des adjuvants exceptionnels du traitement spécifique.

Les bains sont un des principaux moyens hygiéniques dirigés contre la syphilis. Ils ont pour but d'en-

(1) Fleury. Traité d'hydrothérapie. Paris, 1883.

tretenir les fonctions cutanées, de consolider la guérison et de relever la constitution toujours plus ou moins
débilitée par cette maladie.

Pour ces raisons on emploie les bains excitants, qui
agissent en même temps comme résolutifs sur les dé-
terminations cutanées.

L'hydrothérapie a été conseillée au même titre par
M. Bazin (1) contre les syphilides malignes. Il nous a
paru que l'excitation de la peau ne devait pas être por-
tée à un trop haut degré pendant le cours de cette maladie et nous pensons que l'excitation violente déter-
minée par les procédés hydrothérapiques bonne peut-être
dans certains cas, a généralement des effets plus nuisibles qu'utiles sur des malades débilités, comme le sont
ordinairement les tertiaires. A l'hôpital on emploie le
bain sulfureux et dans les formes sèches le bain de sublimé. C'est toujours dans la période de déclin des accidents qu'il nous a paru avoir les meilleurs résultats sur
l'état général.

Quand la constitution a été plus ou moins éprouvée,
une saison aux eaux minérales est toujours un bon
moyen de la relever : le meilleur moment est celui où
les accidents se sont amendés sous l'influence des spécifiques. On conseille généralement les eaux sulfureuses
fortes des Pyrénées, ou bien les eaux d'Uriage ; d'autres
fois les bains de mer, les eaux chlorurées sodiques et
bromo-iodurées. L'usage interne de ces eaux a une
certaine influence sur l'élimination du mercure. Ainsi
les eaux sulfureuses dissolvent les albuminates hydrar-

(1) Bazin. Loc. cit., p. 420.

gyriques et entraînent le mercure hors de l'économie.
Blanc (1), Astrié (2).

D'après M. Bazin (3),« tandis que le soufre ne fait que
remonter la constitution et procurer l'élimination du
mercure, l'iode et le brôme produisent dans l'intimité
des tissus des sels mercuriels solubles dont l'action, immédiatement curative, se révèle à nous par la guérison
des accidents locaux et l'amélioration de la constitution. C'est pour cela que les eaux chlorurées sodiques et
bromo-iodurées me paraissent avoir un grand avantage sur les eaux sulfureuses dans le traitement de la
syphilis. »

Les médecins hydrologues ont souvent observé que
les eaux sulfureuses déterminent de nouvelles manifestations chez les syphilitiques qui, guéris en apparence, paraissent jouir d'une bonne santé ; mais quel-
ques-uns ont eu le tort de conclure à la guérison complète, parce que cette poussée syphilitique ne s'était pas
produite.

Plusieurs auteurs, entre autres MM. Durand-Fardel,
Blanc, Ricord, Bazin, Gailleton, ont signalé l'apparition de nouveaux accidents chez des malades qui se
croyaient complètement à l'abri parce que plusieurs
saisons aux eaux des Pyrénées étaient restées sans
effet.

Chez certains malades l'état général est si mauvais
que l'usage des spécifiques ne fait que l'aggraver en
déterminant des accidents cachectiques. Dans ces con-

(1) Blanc. De l'action du soufre et des sulfureux dans le traitement de
la syphilis. Thèse de Paris, 1867.

(2) Astrié. De la médication sulfureuse appliquée au traitement des
maladies chroniques. Paris, 1852.

(3) Bazin. Loc. cit., p. 418.

ditions, les toniques à l'intérieur et une saison aux eaux sulfureuses ou aux bains de mer relèveront la constitution et permettront de reprendre avec succès la médication spécifique.

D'autres fois le mercure ou l'iodure sont très-mal tolérés et produisent des symptômes d'irritation sur le tube digestif ; en donnant alors des bains sulfureux en même temps que des eaux sulfureuses à l'intérieur, on favorise l'élimination du mercure et on fait cesser les accidents.

Il y a peu de chose à dire de l'action topique du bain excitant sur les syphilides. Il sert à déterger les ulcérations et jouit de propriétés résolutives. Les plaques muqueuses et les ulcérations syphilitiques demandent à être pansées avec beaucoup de soin ; les désinfectants, le calomel, l'iodoforme, la teinture d'iode diluée, l'acide salycilique, sont les topiques les plus efficaces. Dans le cas de phagédénisme, outre ces moyens on a quelquefois recours aux caustiques chimiques ; M. Tillot recommande alors particulièrement les eaux cuivreuses de Saint-Christau.

Les syphilides laissent sur la peau, après leur guérison, des taches bronzées qui persistent longtemps : les bains sulfureux et surtout les bains de sublimé sont utiles pour faire disparaître cette hypersécrétion pigmentaire.

Des arthritides.

Que faut-il entendre par arthritides ? Telle est la première question à résoudre.

M. Bazin, qui a soutenu avec beaucoup de conviction

et de talent la doctrine de l'identité de la goutte et du rhumatisme, a considéré ces deux maladies comme les deux branches d'une même diathèse, l'arthritis, et il la définit ainsi : « Une maladie constitutionnelle non contagieuse, caractérisée par des manifestations variées sur divers systèmes organiques, et spécialement par des affections de la peau, des manifestations articulaires et la tendance à la formation d'un produit morbide particulier, le tophus (1). »

Les arthritides ou manifestations cutanées de l'arthritis ont, pour M. Bazin et son école, des caractères spéciaux bien définis, qui les font reconnaître des autres dermatoses, et doivent être combattues par une médication spéciale, spécifique même : la médication alcaline. Elles forment ainsi une classe d'affections cutanées aussi légitime que celle des syphilides. Telle est, en substance, la doctrine de M. Bazin, qui ne peut plus être acceptée aujourd'hui.

En effet, d'une part, l'identité de la goutte et du rhumatisme simplement affirmée, mais nullement démontrée par M. Bazin, a été vivement combattue par MM. Garrod, Chauffard, Niemeyer, Hardy, Charcot, Durand-Fardel, etc. ; et ces observateurs ont prouvé que ces deux maladies étaient tout à fait distinctes, que l'arthritis tel qu'il a été conçu par M. Bazin n'existe pas. D'un autre côté, les caractères assignés par cet auteur aux arthritides n'ont pas été reconnus assez francs pour légitimer leur groupement à part ; et la médication alcaline a échoué le plus souvent, même entre les

(1) Loc. cit., p. 313.

mains de M. Bazin. Alors à côté de l'école de M. Bazin s'est élevée l'école rivale de **M.** Hardy rejetant en bloc l'existence de l'arthritis et des arthritides, et ne voyant dans les affections cutanées des goutteux et des rhumatisants que des affections communes indépendantes de l'état constitutionnel bien que modifiées dans certains cas par la nature du terrain.

La vérité paraît être entre ces deux opinions extrêmes. L'arthritis de Bazin n'existe pas, mais on ne peut nier que la goutte et le rhumatisme ne soient susceptibles de donner naissance à des manifestations cutanées spéciales.

C'est là la conclusion à laquelle est arrivée l'un de nos maîtres, M. Gailleton, qui a étudié la question sous toutes ses faces (1).

A Saint-Louis, M. Besnier professe la même opinion : « Il n'y a vraiment plus à contester, dit-il, l'existence des *dermopathies rhumatismales* aiguës ou chroniques, liées au *rhumatisme articulaire* aigu ou chronique; c'est là un point de fait acquis et indiscutable (2). » En ce qui concerne la goutte, MM. Garrod (3), Gigot-Suard (4), sont également très-affirmatifs.

Ainsi donc il faut admettre l'existence d'arthritides

(1) Gailleton. Examen clinique des doctrines sur la dartre, etc. Mémoires de la Société des sciences médicales de Lyon, 1862, et Traité des maladies de la peau. Paris, 1874.

(2) Besnier. Dict. encycl. des sciences méd., article RHUMATISME, 1876, p. 714.

(3) Garrod. La goutte, sa nature, son traitement.

(4) Gigot-Suard. Des aff. cutanées constitut. et de leur traitement par les eaux sulfureuses. Mémoires de la Société d'hydrologie. Paris, 1868 ; et l'Herpétisme. Paris, 1870.

ou de dermopathies et les diviser en deux classes : les unes de nature rhumatismale, beaucoup plus fréquentes, les autres de nature goutteuse, plus rares et que l'on n'a presque jamais l'occasion d'observer dans les hôpitaux.

Les dermatoses rhumatismales sont aiguës, ou dans quelques cas plus rares, chroniques.

Aiguës, elles se présentent ordinairement sous forme d'érythèmes pseudo-exanthématiques polymorphes : scarlatiniforme, urticé, noueux, nummulaire, hémorrhagique, vésiculeux, etc., et s'accompagnent ordinairement de quelques symptômes fébriles ; chroniques, elles revêtent le type de l'eczéma, de l'herpès chronique et limité, de l'érythème chronique, de l'acné, du lichen (Gailleton).

Les dermatoses goutteuses ont été assez rarement observées jusqu'à présent. A l'état aigu, ce qui est fort rare, elles consistent en urticaire ou érythèmes divers. D'ordinaire, elles sont chroniques; d'après M. Garrod elles affectent les formes suivantes : psoriasis, eczéma, prurigo et acné. M. Gailleton a encore observé divers autres types.

M. Gigot-Suard a constaté la présence de l'acide urique dans les croûtes et les squames, et en administrant de l'acide urique à l'intérieur il a produit de l'ecthyma.

Quel est le rôle des bains dans le traitement de ces affections?

Dans les formes aiguës, on n'emploie jamais les bains parce qu'ils ne sont d'aucune utilité dans des éruptions qui marchent d'elles-mêmes à une guérison rapide, et parce qu'ils peuvent être dangereux à cause des fluxions articulaires concomitantes.

Dans les formes chroniques, les bains ont une influence générale et locale.

Dans la goutte, le bain alcalin est employé à titre de complément de la médication interne. Il excite l'activité fonctionnelle de la peau, aide à la résolution des produits tophacés et à l'élimination de l'acide urique. La cure thermale alcaline agit dans le même sens. Dans le rhumatisme chronique on emploie le bain sulfureux comme adjuvant des sulfureux pris à l'intérieur ; il agit par ses propriétés excitantes générales. Même action dans la cure thermale sulfureuse. Dans le cas de sécheresse persistante de la peau, de sueurs profuses, de mauvais fonctionnement, l'hydrothérapie, en régularisant les fonctions cutanées, est un excellent auxiliaire (Gailleton). Localement l'action du bain est la même dans les affections cutanées rhumatismales ou goutteuses que dans les affections ordinaires, à propos desquelles nous l'étudierons plus loin. D'autre part ces affections siégent souvent à la face et au cuir chevelu, ce qui ne permet pas l'emploi du bain.

Herpétides ou dartres.

Comprenant autrefois toutes les affections chroniques de la peau, le mot de *dartre*, qu'on a remplacé par celui d'*herpétide* afin d'éviter toute confusion, sert aujourd'hui à désigner des inflammations de l'épiderme ou de la couche papillaire du derme, siégeant sur la peau et les muqueuses, et dépendant d'un état constitutionnel spécial héréditaire ou acquis qui a reçu le nom d'*herpétisme*.

Les éruptions dartreuses ou herpétides sont caracté-
risées par leur siége superficiel, la non contagion, leur
marche ordinairement chronique, la stabilité de l'éruption primitive, les récidives fréquentes avec conserva-
tion de type primitif, la tendance à envahir une plus
grande étendue du tégument par poussées souvent
symétriques, des démangeaisons vives, une longue durée et une grande résistance au traitement. La doctrine
de l'herpétisme est de date récente, et c'est à M. Bazin puis à M. Hardy que l'on doit d'avoir établi les rapports qui relient les affections dartreuses à une cause
commune. Jusqu'à eux les traités classiques de
Biett, Rayer, Gibert, Cazenave, Devergie, qui tous
appartiennent à l'école de Willam et Bateman, décri-
vaient chaque affection cutanée comme étant une entité
morbide spéciale. Alibert seul avait essayé de composer
une classe de dartres, mais son arbre des dermatoses
fit tomber son système sous le ridicule. Aujourd'hui, à
l'étranger, la doctrine de la dartre n'est pas encore
admise, et Hebra, Neumann, etc., continuent à considérer les maladies de la peau comme ayant chacune une
individualité propre.

Il faut bien reconnaître que si le principe de la doctrine, l'existence du vice dartreux est incontestable, on
discute encore si certaines formes anatomiques en sont
ou non des manifestations. M. Bazin paraît être allé trop
loin en faisant de l'herpétis une diathèse analogue à la
syphilis, susceptible de se manifester par toutes les formes
anatomiques d'éruptions cutanées et par des lésions viscérales. M. Gailleton a déjà restreint le nombre des formes cutanées dartreuses, et M. Hardy a été plus réservé
encore en n'admettant comme de nature herpétique

que les quatre éruptions : psoriasis, eczéma, lichen et pityriasis, qui sont celles où les caractères de la dartre sont le plus évident.

Les herpétides sont combattues à la fois par le traitement général et le traitement local,. Dans la dartre, comme dans toute manifestation d'une diathèse, le traitement général prime l'autre. Cependant, bien que nous possédions de puissants modificateurs du vice dartreux, il n'y a pas à proprement parler de spécifique de cette diathèse et les médicaments efficaces contre les affections sèches sont souvent impuissants contre les affections humides et *vice versa*. Le bain fait partie à la fois des deux modes de traitement. Comme agent général il rend peu de service dans la dartre : son rôle est surtout hygiénique, il excite les fonctions de la peau et stimule tout l'organisme. Son action topique est encore plus restreinte, il sert à débarrasser la peau des productions épidermiques qui la recouvrent, mais il n'a pas d'influence curative, ainsi que nous allons le voir en passant en revue les diverses affections cutanées comprise dans le cadre willanique.

DES AFFECTIONS CUTANÉES EN PARTICULIER.

Voici l'ordre que nous adopterons :

```
Affections sèches : squameuses : psoriasis, pityriasis.
       —         —      papuleuses : lichen, strophulus, prurigo.
       —         —      erythémateuses : urticaire, erythème.
Affections humides : vésiculeuses : eczéma, herpès.
       —         —      bulbeuses : pemphigus.
       —         —      pustuleuses : impétigo, ecthyma, acné,
                                      furoncles.
```

Du psoriasis.

On sait que le psoriasis, type des affections dartreuses sèches, est caractérisé par la présence de squames
sur des plaques cutanées, tuméfiées, saillantes et d'un
rouge foncé. En quoi consiste cette lésion? C'est ce qu'il
importe de connaître au point de vue thérapeutique.

L'histologie du psoriasis comme celle des affections cutanées en général est encore incomplète. Nos
traités de dermatologie sont muets à cet égard. Dans le
Traité d'histologie pathologique de Rindfleisch et dans
le manuel de MM. Cornil et Ranvier, on ne trouve que
quelques indications sommaires sur la papule de psoriasis. M. Charpy (1), qui a fait l'étude microscopique du
psoriasis et de l'eczéma, est arrivé à conclure que le
psoriasis est une lésion primitive de l'épiderme avec léger retentissement secondaire sur le derme. Cette opinion qui n'a pas été appuyée par d'autres auteurs n'est
point suffisamment justifiée pour pouvoir être acceptée.

C'est Neumann qui a le mieux décrit et figuré dans son
Traité des maladies de la peau, les lésions cutanées du
psoriasis. Après avoir indiqué l'hypertrophie des papilles, les proliférations cellulaire de la gaîne des vaisseaux qui infiltrent les papilles et qui forment des glo-
mérules, il ajoute : « Ainsi qu'il résulte de ces données, le
*psoriasis doit être envisagé comme une maladie de la couche
la plus superficielle du chorion, et du corps papillaire se ma-
nifestant par des proliférations cellulaires considérables*, et
dans laquelle les papilles paraissent notablement aug-
mentées de volume. Mais cette hypertrophie n'est pas

(1) Charpy. De la dartre au point de vue anatomo-pathologique. An-
nales de dermatologie et de syphiligraphie, 1871-72, n°° 2 et 3.

précisément le signe caractéristique du psoriasis, parce qu'on la rencontre généralement dans les maladies chroniques de la peau, par exemple dans le prurigo et l'eczéma; cependant dans ces dernières elle ne se montre qu'au bout d'un temps très-long, tandis que dans le psoriasis on la rencontre déjà au début. L'excessive néoplasie épidermique n'est d'après ce qui précède qu'une hyperplasie des cellules de la couche de Malpighi qui marche de pair avec une fragilité plus grande de la couche cornée (1). »

Ainsi le psoriasis est une maladie du derme superficiel, dont nous connaissons la caractéristique anatomo-pathologique. Quels seront les effets des bains appliqués à cette dermatose? A ce point de vue, il faut lui considérer trois formes: aiguë, chronique et invétérée.

1° *Forme aiguë*. Dans cette forme les auteurs recommandent l'usage de bains émollients de 1 à 3 heures de durée, afin de calmer les phénomènes inflammatoires et surtout cette chaleur sèche et mordicante qui tourmente les malades et les empêche de reposer. Cette méthode nous paraît avoir plus d'inconvénients que d'avantages, et les malades que nous avons vus entrer à l'hôpital, après avoir pris des bains dans la période d'acuité de leur affection accusaient tous une aggravation due à ce mode de traitement. En voici entre autres deux observations :

Charles F..., 63 ans, né à Pont-de-Vaux (Ain), menuisier, entre à l'Antiquaille (service de M.°Horand), le 31 octobre 1876, pour un psoriasis généralisé. Il a eu un psoriasis pour la première fois il y a dix ans, qui a été traité dans cet hospice et guéri au bout de quatre mois. Ses parents ne paraissent pas avoir été dartreux. C'est seulement il y a

(1) J. Neumann. Lehrbuch der Hautkrankheiten. Dritte Anflage. Wien, 1873, p. 263.

huit jours qu'il a vu survenir, sans cause appréciable, une éruption généralisée de petites papules rouges.

Il n'éprouvait d'autre malaise qu'un sentiment de chaleur à la peau; pensant se débarrasser facilement de cette éruption, il alla prendre un bain sulfureux avec 125 grammes de sulfure de potasse.

Quelques heures après, et surtout dans la nuit qui suivit, il sentit sur toute la surface cutanée des cuissons qui devinrent de plus en plus vives et lui procurèrent une sensation de brûlure aiguë. En même temps l'éruption faisait des progrès, envahissait les intervalles sains, la peau devenait rouge et de plus en plus rugueuse.

Pour calmer la douleur, le malade prit un bain de son le lendemain matin. Il retrouva un peu de repos dans l'eau; mais à la sortie l'épiderme commença à s'exfolier, et le derme, mis à nu par places, devint le siége de vives douleurs; des phénomènes fébriles se manifestèrent et durèrent pendant trois ou quatre jours, en même temps il survint de l'œdème aux membres inférieurs qui a diminué mais n'a pas disparu complètement. A son entrée, ce malade présentait un psoriasis très-aigu, véritable dermatite exfoliatrice généralisée, son épiderme se détachait par grands lambeaux.

Il fut mis à l'usage exclusif de la liqueur de Fowler, à dose progressive, et aujourd'hui, 9 décembre, il est presque complètement guéri.

R..., Joseph, 41 ans, né à Mützig (Alsace), armurier, entré à l'Antiquaille le 25 nov. 76. (Service de M. Horand.)

Psoriasis diffus depuis 19 ans, apparaissant chaque année au printemps et disparaissant au bout de peu de temps. Pas de psoriasis dans la famille.

Depuis deux ans l'affection est devenue persistante et s'est étendue surtout au mois d'octobre de cette année. Voyant sa maladie empirer ainsi, il alla consulter uh médecin qui lui fit prendre des bains alcalins tous les deux jours, avec 250 grammes de carbonate de potasse. Ce traitement fut continué pendant un mois; concurremment, il prenait à l'intérieur, tous les jours, une cuillerée d'une potion dont il ignore la composition; c'était probablement une solution arsenicale. Les premiers bains furent assez bien supportés, mais une fois les squames détachées, le malade commença à ressentir des cuissons et des démangeaisons plus vives au niveau des plaques malades; celles-ci se tuméfièrent, et comme elles siégeaient en grand nombre au pourtour des articulations, les mouvements devinrent gênés et douloureux. Peu à peu le séjour dans le bain devint pénible, et après 14 ou 15, le malade déclara à son médecin qu'il lui était impossible de continuer ce mode de traitement. Rien que le contact de l'eau alcaline tiède pendant quelques instants le forçait à sortir immédiatement du bain tant la douleur était cuisante. En effet, depuis le début de ce traitement, institué pendant une recrudescence de l'affection, les phénomènes inflammatoires étaient toujours allés en augmentant.

La peau, assez peu excitable au début, était devenue de plus en plus hyperesthésiée et après la chute des squames elle ne pouvait plus supporter le contact irritant de l'eau ; la cuisson et le prurit tourmentaient le malade d'une façon incessante, s'exagérant surtout la nuit par la chaleur du lit.

Enfin, la sécrétion épidermique était excitée à un haut degré, le derme se fendillait superficiellement, et ces rhagades rendaient les mouvements très-douloureux; enfin, à ce niveau, ce n'étaient plus des squames qui se formaient, mais des croûtes de pus concret : le psoriasis était devenu eczémateux au pourtour des articulations. Tel est l'état dans lequel il entra à l'Antiquaille. On le mit immédiatement à l'usage de la liqueur de Fowler, à dose progressive, et aujourd'hui, 20 décembre, il est arrivé à la dose de 40 gouttes, et son psoriasis est en pleine rétrocession. Pour calmer la cuisson et le prurit il a suffi de le poudrer avec de l'amidon.

Ainsi dans ces deux cas l'affection a été exaspérée par l'usage des bains excitants. Les bains émollients agissent dans le même sens quoique n'irritant pas directement les surfaces malades. Voici comment les choses se passent : après un ou plusieurs bains, la couche cornée plus friable et les squames, s'il y en a, sont ramollies et se détachent facilement de la couche sous-jacente. Dès lors le derme enflammé n'étant plus protégé devient plus accessible aux causes d'irritation.

Le contact de l'air, des vêtements, la pression du poids du corps, les frottements indispensables des parties, sont autant de causes d'irritation incessante, exagérée encore par la chaleur du lit. Dans les régions où ces causes agissent le plus souvent, au niveau des plis articulaires, par exemple, on observe la transformation du psoriasis en eczéma, c'est-à-dire que l'inflammation est montée à un degré plus élevé.

Tels sont les effets des bains tels que nous les avons

observés dans le psoriasis aigu. C'est moins le bain lui-même qui est irritant que les circumfusa dont il facilite l'action en rendant la peau plus impressionnable et moins bien protégée. Ainsi l'on conçoit très-bien que le bain continu, d'après la méthode d'Hebra, puisse donner de bons résultats en pareil cas, comme il en a donné dans les brulûres étendues. Il n'a encore été expérimenté qu'à Vienne, et parmi les quelques observations citées dans la thèse de M. Lambossy (1), on ne trouve que des essais incomplets de ce bain dans le psoriasis. Du reste, il paraît être d'un emploi trop difficile pour devenir un moyen pratique.

Ainsi dans le psoriasis aigu, si les symptômes inflammatoires cutanés nécessitent un traitement externe, on fera bien de s'abstenir de bains. On enduira les surfaces d'un corps gras, non susceptible de fermenter et formant une couche protectrice : par exemple, la glycérine neutre, le glycérolé d'amidon ou simplement des poudres inertes. En même temps, on pourra administrer à l'intérieur un médicament tel que le bromure de potassium, capable de diminuer l'excitabilité du système cutané.

Forme chronique. — Le traitement du psoriasis a été formulé d'une façon magistrale par M. Devergie dans son Traité des maladies de la peau et, à part le mode d'administration de la liqueur arsenicale qu'on prescrit aujourd'hui à dose croissante jusqu'à atteindre des chiffres bien plus élevés, il n'y a rien à ajouter aux indications qu'il a posées. C'est surtout quand le pso-

(1) Lambossy. Du bain prolongé, Thèse de Strasbourg. 1864.

riasis est devenu chronique qu'on emploie à l'extérieur et à l'intérieur les agents capables de le faire dispa-raître.

M. Devergie considère qu'on peut traiter un psoriasis de trois manières : 1° par les modificateurs internes employés seuls ; 2° par l'usage exclusif des modificateurs externes; 3° par l'association combinée de ces deux méthodes.

Les arsenicaux à l'intérieur employés seuls donnent les meilleurs résultats, l'éruption disparaît aussi vite, souvent même plus vite que par toute autre méthode, au bout d'un ou deux mois en moyenne. La guérison, qui n'est assurée que lorsqu'on voit apparaître sur les plaques de psoriasis cette teinte ardoisée due à l'élimi-nation de l'arsenic, est stable et le malade est pour un certain temps à l'abri de la récidive.

Le traitement par les seuls agents externes *blanchit* le malade, c'est-à-dire fait tomber les squames et peut par inflammation substitutive faire disparaître momen-nément les plaques de psoriasis, mais l'affection repa-raît dès qu'on cesse l'usage de ces moyens.

Enfin, si en même temps qu'on donne les arsenicaux à l'intérieur on use des bains et pommades à l'extérieur, on arrive à faire tomber bien plus vite les squames, mais l'affection ne guérit pas plus vite pour cela, et c'est bien inutilement qu'on soumet les malades à tous les incon-vénients des agents externes.

Ceci nous montre ce qu'il faut attendre des bains excitants dans le traitement du psoriasis. Pour guérir cette affection, il faut enrayer le processus hyperpla-sique des cellules conjonctives de la couche papillaire et provoquer la régression des amas déjà formés. Quant à la prolifération épidermique, elle n'est que secondaire et disparaît d'elle-même une fois que l'état pathologique du derme qui l'engendre a cessé d'exister.

Les bains s'adressent tout d'abord à la couche cornée ancienne et à ses productions qu'ils ramollissent et désagrègent d'autant plus facilement que les cellules cornées sont dans un état anormal de friabilité. Ensuite, à travers la couche cornée jeune sous-jacente, ils agissent sur le réseau de Malpighi et les extrémités des papilles qu'ils irritent et dont ils suspendent l'activité sécrétoire en y provoquant une inflammation substitutive. Ainsi le psoriasis se trouve enrayé, et au bout d'un certain temps, le malade est *blanchi*.

C'est à dire que le bain a imposé silence à la maladie du côté de l'épiderme, mais ses effets physico-chimiques comme ses effets réactionnels n'ont pas d'action sur la lésion proprement dite qui siége dans l'épaisseur et à la base des papilles. C'est pourquoi le processus, qui n'a pas été éteint, reparaît et stimule de nouveau la couche qui sécrète l'épiderme dès que l'on cesse l'usage des bains pendant quelque temps. Les pommades irritantes, à l'huile de cade, au goudron, jouent absolument le même rôle et leurs effets sont encore plus prononcés, parce que leur contact est plus intime et de plus longue durée.

Pour modifier la lésion du derme, y produire dans toute la hauteur du corps papillaire la régression des éléments néo-formés, il faut s'adresser à des agents internes, capables d'atteindre cette lésion spéciale du système nerveux qui tient sous sa dépendance toutes les manifestations de la diathèse. En tête de ces agents, il faut placer l'arsenic.

Si les bains n'ont aucune action curative sur le psoriasis, convient-il de les employer à d'autres titres? On les a en effet conseillés soit pendant le cours du traitement arsenical, soit après la guérison.

Pendant le cours du traitement, certains auteurs conseillent de donner deux bains sulfureux par semaine pour stimuler les fonctions de la peau et faciliter l'élimination de l'arsenic, afin que ce médicament puisse être administré plus longtemps sans produire des symptômes d'intolérance. Sans nier que le bain ne puisse être utile à ce point de vue, il faut dire qu'en allant avec précaution, les malades supportent en général très-facilement l'usage de l'arsenic pendant le temps nécessaire; et en donnant des bains excitants ou irritants, on s'expose à produire du côté de la peau des modifications qui ne pourront être différenciées de celles causées par le traitement interne, et les indications tirées de l'état de la peau, pour savoir s'il faut augmenter, continuer ou diminuer la dose du médicament, perdront de leur precision au dépens du malade. C'est pourquoi il nous paraît préférable de n'employer ni bains ni pommades pendant toute la durée du traitement arsenical.

Quand on cesse l'usage de ce remède, alors on donne quelques bains sulfureux pour nettoyer la peau et lui rendre progressivement sa souplesse et sa moiteur normale par une excitation modérée de ses fonctions. Mais il ne faut pas que les bains soient irritants : la durée des taches ombrées arsenicales ne doit pas être abrégée et la guérison sera d'autant plus durable que le tégument restera plus longtemps imprégné par le médicament.

Après la guérison, on a conseillé les bains excitants,

les bains de vapeur, l'hydrotérapie, afin de prévenir les récidives. C'est là certainement dépasser le but. Sans doute il est bon d'entretenir l'harmonie des fonctions cutanées par des moyens énergiques appropriés ; mais de là à soumettre régulièrement la peau à des excitations vives, alors qu'elle est précisément destinée par sa constitution à y répondre par une poussée de psoriasis, il y a loin ; et nous pensons qu'il faut soigneusement s'abstenir de ces moyens plus propres à produire la récidive qu'à l'éloigner. M. Bazin qui avait essayé l'hydrotérapie dans ce but en a retiré des effets plus nuisibles qu'utiles et ne l'a jamais vu réussir (1).

Forme invétérée. — Sa caractéristique est de résister à toute espèce de traitement. Mais c'est encore l'arsenic qui, longtemps continué, donne les meilleurs résultats ; en tous cas, c'est seulement par le traitement interne qu'on peut obtenir des succès.

Ainsi donc, envisagé d'une manière générale, le bain n'a aucune influence curative sur le psoriasis. C'est, du reste, l'avis d'Hébra. Son action se manifeste par des phénomènes physico-chimiques du côté de l'épiderme, et sur le derme par une inflammation substitutive trop superficielle pour être efficace.

Les cas de psoriasis guéris par les bains *seuls* nous paraissent sujets à discussion. Aussi M. Doyon (2) a cité le cas d'un jeune homme de 28 ans, lymphatique, qu'il a vu guérir d'un psoriasis après 40 bains sulfureux sans autre traitement. Mais cet auteur avait lui-même si peu

(1) Bazin. Loc. cit., p. 390.

(2) Diday et Doyon. Thérapeutique des maladies vénériennes et cutanées. Paris, 1875, p. 701.

foi en la guérison qu'il lui conseilla ensuite un traitement arsenical. Pour que le cas fût probant, il aurait fallu s'abstenir de ce traitement ultérieur et dire combien de temps alors la guérison a persisté.

A quelles eaux minérales faut-il envoyer les psoriasiques? Connaissant l'influence capitale du traitement interne arsenical sur cette maladie, on ne peut recommander contre le psoriasis que les eaux minérales telles que celles de la Bourboule, du Mont-Dore, etc., prises à l'intérieur. L'emploi de ces mêmes eaux sous forme de bains sera le plus souvent inutile, l'arsenic n'étant pas susceptible d'être absorbé par la peau atteinte de psoriasis; cependant, comme ces eaux sont peu excitantes, elles sont hygiéniques et n'ont pas les effets des bains irritants signalés ci-dessus. Toutes les stations sulfureuses, sulfatées, chlorurées sodiques revendiquent la propriété de guérir le psoriasis chronique; d'après ce qui a été dit plus haut, elles le *blanchissent* plus ou moins, mais ne le guérissent pas. Les eaux sulfureuses fortes des Pyrénées ont de plus, dans certains cas, l'inconvénient de le ramener à l'état aigu et d'en favoriser la généralisation. Devergie les proscrit formellement ainsi que toutes les eaux sulfureuses. (1)

Les eaux de Schintznach, de Louesche, particulièrement recommandées surtout contre les psoriasis anciens, invétérés, à cause de leur poussée intense, ne donnent pas de meilleurs résultats. Malgré cette poussée et la longue durée de l'immersion, les malades sont à peine blanchis et après avoir quitté les eaux l'affection

____

(1) Devergie. Traité pratique des maladies de la peau, 3e édit., 1863, p. 390.

continue son cours. C'est ce que nous avons pu vérifier
chez un de nos anciens collègues qui avait fait une saison à Loüesche. Ainsi, comme l'avait déjà dit M. Bazin,
« les eaux minérales n'ont sur le psoriasis qu'une action
détersive, elles lavent mais ne guérissent pas (1). » Devergie avait fait la même remarque.

Dans tout ce qui précède, nous n'avons fait aucune
réserve pour le cas où le psoriasis, au lieu d'être dartreux, serait de nature arthritique. C'est que, même
pour les partisans de l'arthritis, le psoriasis arthritique
est très-rare. Nous avons vu, à propos des arthritides,
qu'on l'a considéré comme étant quelquefois de nature
goutteuse. Il y aurait lieu d'essayer alors le traitement
interne par les alcalins ou la cure alcaline. Mais les indications des bains restent les mêmes que pour le psoriasis ordinaire.

Du pityriasis.

Sous ce nom on désigne : 1° certaines périodes d'autres
affections cutanées : ainsi, au déclin de l'eczéma, de
l'érythème, on a le pityriasis eczémateux, l'érythémateux, etc.; 2° certaines affections *sui generis* caracté-
risées par une desquamation épidermique incessante.
Il y a des pityriasis de cause externe que nous avons
déjà vus et des pityriasis de cause interne.

Ces derniers sont tantôt arthritiques, tantôt dartreux,
quelquefois leur nature n'est pas définie. Ce sont : le
P. capitis, le *P. alba* et le *P. circiné*, le *P. pilaris*, le *P.
rubra aigu*, le *P. rubra généralisé*.

Le pityriasis est une lésion de l'épiderme dont la

(1) Bazin. Loc. cit., p. 391.

cause prochaine nous échappe. Il consiste en une altération des cellules cornées devenues friables et se laissant facilement entraîner sous forme de furfures, et en une prolifération corrélative du réseau de Malpighi, qui fournit sans cesse de nouveaux éléments à la desquamation, mais est impuissant à engendrer des cellules cornées d'une plasticité suffisante pour résister aux frottements comme les cellules normales.

Le *pityriasis capitis* n'est pas rare chez les goutteux et les rhumatisants, d'autres fois, il est herpétique ou lié à la chloro-anémie. Il est très-rebelle et s'accommode mal des moyens violents qui ne font que l'exaspérer. Aussi les douches, les lotions excitantes et même l'usage du peigne et de la brosse doivent être soigneusement interdits. Il est justiciable du traitement général. Ainsi, dans le chloro-anémie, une saison aux eaux chlorurées sodiques ou aux bains de mer le fait disparaître sans traitement local par le seul fait de l'amélioration de la constitution.

Le *P. alba* et le *P. circiné* du cou, du tronc et des membres, est le plus souvent lié à la chlorose. Le bain, par ses effets toniques, contribue à relever l'état général et à le guérir ainsi indirectement. C'est par le traitement général, et, si cela est possible, par la cure minérale ou maritime qu'on le guérit, en même temps que la maladie qui lui donne naissance. Sur la lésion elle-même, le bain n'a d'autre effet que d'entraîner les furfures; s'il est excitant, il enraie quelquefois la desquamation pendant quelque temps, mais cette amélioration n'est durable qu'autant que la constitution est modifiée.

Le *P. pilaris* n'est qu'une variété de lichen que nous retrouverons plus loin.

Le *P. rubra aigu*, ordinairement limité et parcourant ses périodes en quelques semaines, est une manifestation légère de la dartre, tandis que le *P. rubra généralisé* est une manifestation dartreuse plus grave à cause de sa ténacité, de ses récidives; il est assez peu commun, et quelques auteurs le désignent sous le nom de *dermatite exfoliatrice*. Au sujet de l'action des bains dans ces deux variétés, il n'y a rien à ajouter à ce que nous avons dit à propos du psoriasis.

Du lichen.

C'est une affection cutanée encore assez mal connue et qui est tantôt primitive, tantôt secondaire.

Le lichen primitif est rare et ne paraît se rattacher à aucun état diathésique. M. Horand nous en a cité un cas très-net qu'il a eu occasion d'observer. C'était chez une femme, bien portante d'ailleurs, sans antécédents diathésiques, mais atteinte de dysménorrhée. Elle avait les bras, la poitrine et l'abdomen couverts de plaques cutanées rouges infiltrées supportant de nombreuses petites papules agglomérées; cette éruption s'accompagnait d'un prurit intolérable; elle résista à tous les traitements et disparut d'elle-même lorsque les règles se montrèrent de nouveau.

Le lichen secondaire est une affection chronique liée à un état constitutionnel, ordinairement à la dartre, et qui, ainsi que l'a démontré M. Hardy, doit être considéré comme une sorte d'eczéma. Il accompagne, en effet, très-souvent l'eczéma chez les gens secs et nerveux. D'autre part, on l'a signalé quelquefois chez les goutteux, et les bons effets des alcalins l'ont alors fait con-

sidérer comme arthritique. La syphilis peut aussi se tra-
duire par des éruptions lichénoïdes. Enfin, chez les enfants scrofuleux, on a observé une variété de lichen, le
lichen scrofulosorum, que MM. Cazenave et Bazin consi-
dèrent comme n'étant autre chose que le strophulus.

Les variétés de forme admises par les auteurs sont
fort nombreuses. Le *lichen agrius* et l'*eczéma lichénoïde*
ne sont que des variétés d'eczéma. Le *lichen hypertrophique* ne doit pas nous occuper ici, c'est une lésion profonde de la peau, de même que l'éléphantiasis, le lu-
pus, etc., et les bains ne jouent aucun rôle dans le
traitement de ces affections.

Nous ne nous occuperons que du *lichen simple,
circonscrit* ou *diffus*, primitif ou secondaire. Quand il
affecte plus spécialement les régions pileuses et que
chaque papule est traversée par un poil, il est dit *pilaris*. Enfin lorsqu'il s'éternise, il est dit *invétéré*.

D'après Neumann, il est caractérisé histologiquement :
du côté du derme par une hypertrophie et une infiltration cellulaire des papilles, surtout de celles qui avoi-
sinent les poils, et par un développement exagéré des
capillaires, des faisceaux conjonctifs et même des mus-
cles papillaires ; du côté de l'épiderme, par une proliffé-
ration anormale du réseau de Malpighi et des couches
épidermiques du follicule pileux (1). Dans le cas de lichen primitif que nous avons cité plus haut, les bains
émollients, les bains alcalins n'ont eu aucune influence
sur la maladie, le prurit n'était même calmé que pendant l'immersion. Aussitôt après il reprenait toute son
intensité. On ne put procurer un peu de soulagement
que par des poudres d'amidon et le bromure de potas-

______
(1) Neumann. Loc. cit.

sium à l'intérieur. Dans le cas de lichen secondaire dépendant d'un état constitutionnel, il faut insister sur le traitement général.

Le traitement local répond à deux indications : calmer le prurit et favoriser la disparition des éléments cutanés de nouvelle formation. Sous ces deux rapports le bain alcalin rend des services. Contre le prurit on agit encore plus efficacement par le bromure de potassium à l'intérieur. On peut, du reste, combiner les deux modes de traitement; et, à l'extérieur, les lotions ou compresses d'eau froide, d'eau vinaigrée, etc., qui peuvent être renouvelées aussi souvent qu'il est nécessaire, sont un meilleur moyen que les bains. Dans les lichens étendus chroniques, et dans la forme invétérée, il y a lieu d'employer les bains excitants. On préférera les bains alcalins et les bains savonneux qui, en même temps qu'ils dissolvent la couche cornée, diminuent la sécheresse et la rudesse de la peau, qui sont une des sources du prurit. Mais là se borne leur rôle, et ils n'ont pas d'action curative. Dans le lichen syphilitique, on donne des bains de sublimé comme adjuvant du traitement hydrargyrique (Rollet).

Les eaux thermales ne guérissent pas le lichen, mais sont un complément utile du traitement interne, surtout quand les malades sont en voie de guérison. Une cure aux eaux est alors un bon moyen de hâter la disparition des plaques de lichen et de restituer à la peau sa souplesse normale. On conseillera des eaux alcalines, sulfureuses, ou sulfatées en rapport avec la susceptibilité nerveuse du sujet.

D'après Spengler (1), les eaux bicarbonatées d'Ems

(1) Spengler. Etudes sur les thermes d'Ems, traduit par Kaula. Strasbourg, 1855, p. 47.

conviennent au lichen. Les eaux sulfureuses ne donnent pas de résultats bien favorables (Durand-Fardel). (1)

Le lichen des scrofuleux guérit très-bien aux eaux chlorurées sodiques et aux bains de mer, non pas par action locale, mais par l'influence générale de ces eaux sur la scrofule. Les lichens invétérés sont dirigés sur Louesche, Schintznach, etc. ; mais pas plus pour le lichen que pour le psoriasis, ces eaux ne peuvent atteindre cette lésion encore inconnue du système nerveux qui engendre l'éruption.

Voici deux observations de lichen traité par les bains :

R.... (Pierre), 12 ans, de Saint-Etienne (Loire), entre le 4 mai 1873 à l'Antiquaille, service de M. Horand, pour un prurigo lichénoïde généralisé. Sur les membres, il y a non-seulement du prurigo, mais une sclérose très-marquée de la peau par plaques circonscrites. Ce n'est donc pas le prurigo lichénoïde des enfants, comme on le voit le plus souvent, c'est un véritable lichen.

Depuis le 7 mai jusqu'au 25 juin, cet enfant est mis à l'usage des bains sulfureux avec 80 gr. de sulfure de potasse, alternant avec des bains alcalins avec 100 à 150 gr. de carbonate de soude, à raison d'un bain tous les deux jours. Concurremment avec les bains il fait usage, pendant les vingt derniers jours, de pommade au goudron, dans la proportion de 4 gr. pour 30 d'axonge.

Malgré ce traitement, l'épaississement de la peau persiste sur les membres, ainsi qu'un certain nombre de papules sur le tronc. Dès lors, le 25 juin, on supprime bains et pommade et on a recours à la liqueur de Fowler, en commençant par 5 gouttes. On la porte peu à peu à 22 gouttes et on diminue graduellement. Le 30 juillet on supprime la liqueur.

Le 15 août, le malade est complètement guéri ; la peau a retrouvé sa finesse et sa souplesse normales au niveau des plaques de lichen, qui ne se traduisent plus à l'extérieur que par la coloration brune arsenicale.

Ainsi, dans ce cas, les bains ont été impuissants à triompher de la sclérose cutanée tandis que l'arsenic a produit ce résultat comme dans le psoriasis.

(1) Durand-Fardel. Traité des eaux minérales, 1857, p. 369.

Voici l'autre cas [dans lequel les bains non-seulement n'ont pas d'effet sur le lichen, mais encore tendent à le transformer en eczéma.

P.... (Jean), 6 ans et demi, de Lyon, entre le 16 août 1874, à l'Antiquaille, service de M. Horand, porteur d'un prurigo lichénoïde des membres et du tronc. On le met à l'usage des bains sulfureux avec 80 gr. de trisulfure de potasse, un bain tous les deux jours. Après le sixième bain, on est obligé de suspendre ce traitement parce que le lichen est devenu eczémateux sur les jambes et laisse suinter un liquide qui empèse le linge. On le traite par le cérat au calomel exclusivement et l'affection disparaît au bout d'un mois.

Du strophulus.

C'est une affection papuleuse simple ou très prurigineuse : *strophulus prurigineux* de M. Hardy, d'une durée assez courte et au déclin de laquelle il est bon d'employer les bains à titre hygiénique pour assouplir la peau et en exciter légèrement les fonctions. Dans le cours de l'affection, ils peuvent calmer le prurit, mais n'ont aucun effet curatif.

Le strophulus chronique qu'on rencontre chez les scrofuleux, n'est autre chose que le *lichen scrofulorosum*, dont nous venons de parler.

Du prurigo.

Affection papuleuse disséminée, le prurigo est le plus souvent de cause externe, et nous avons vu comment, dans ce cas, il est influencé par les bains.

Le prurigo de cause interne est une affection propre à la vieillesse, plus fréquente les sujets qui présentent les attributs du tempérament nerveux. La lésion consiste probablement en une altération sénile des nerfs trophiques de la peau d'où l'alanguissement des sécrétions, la rudesse et la sécheresse de la peau mal lubréfiée qui donne au contact une sensation de parchemin froissé. Les frottements extérieurs y déterminent facilement une éruption papuleuse qui s'accompagne d'un prurit très-violent surtout la nuit. C'est là le *prurigo formicans* des auteurs, seule forme qui soit réellement un prurigo. Les autres variétés sont en effet liées à d'autres affections cutanées. Ainsi, il y a le prurigo lié au strophulus, le prurigo lié à une altération du sang ou des sécrétions : *prurigo des ictériques, prurigo des diabétiques, prurigo des arthritiques, prurigo* dû à l'anémie, aux térébenthines, etc.

Enfin, sous le nom de *prurigo pudicis, prurigo scroti, prurigo pudendi muliebris*, les auteurs ont décrit des affections avec prurit intense, extrêmement rebelles, et présentant tous les caractères des herpétides. Elles ne s'accompagnent pas nécessairement de papules, *prurigo sans papules*, sont souvent précédées par une éruption vésiculeuse et doivent être considérées comme des manifestations dartreuses, comme une forme d'eczéma sec ou lichénoïde.

Le *prurigo des vieillards* est incurable ; il est causé par le manque de vitalité de la peau, et l'on ne peut lui opposer que des palliatifs. A l'intérieur, les sédatifs du système nerveux, à l'extérieur, les poudres inertes, les onctions, pommades, bains légèrement excitants, surtout les bains alcalins, afin de lubréfier le tégument et d'en stimuler les fonctions défaillantes.

Il ne faut pas pousser l'excitation trop loin, et les bains trop minéralisés, les bains de vapeur, les douches, l'hydrothérapie seraient des agents dangereux chez les vieillards à cause des répercussions internes. C'est d'après ce principe que, s'il y a lieu d'envoyer les malades aux eaux, il faut choisir une station à minéralisation faible et à moyenne température.

De l'urticaire.

Aiguë, l'urticaire est une éruption de peu de durée qui comporte un traitement interne. Le traitement externe a peu d'importance : il a pour but de calmer le prurit ; on emploie des poudres inertes s'il y a de la fièvre et des bains émollients ou faiblement alcalinisés s'il n'y a pas de fièvre.

Chronique, ce qui ne veut pas dire ici persistante, mais à récidives fréquentes, quelquefois journalières, elle constitue une maladie très-pénible qui jette les malades dans le marasme à cause du prurit intolérable qui la caractérise et qui ne peut être combattue avantageusement que par les modificateurs internes.

Beaucoup d'opinions ont été émises sur sa nature. Quand elle est consécutive, comme cela arrive le plus souvent, à un trouble des fonctions digestives, à une lésion de l'estomac ou du foie, on l'a considérée comme arthritique, et les alcalins la guérissent. D'autres fois, elle paraît se rapporter à la dartre, et les arsenicaux en triomphent ; ou bien elle est la manifestation d'une fièvre anormale et est justiciable du sulfate de quinine enfin, on l'a considérée, dans certains cas, comme une affection analogue au zona (Hardy).

Quoiqu'il en soit, le bain est utile pour calmer le prurit, mais cette sédation est de peu de durée. Pour combattre ce symptôme, qui fait le désespoir des malades, il faut user de tous les moyens que la thérapeutique met à notre disposition: poudres, pommades, bains prolongés, bromure de potassium, jusquiame etc.

De l'érythème.

On peut diviser les érythèmes en trois classes :

1º Erythème de cause externe seule.

2º Erythème résultant d'une cause prédisposante interne et d'une cause occasionnelle externe.

3º Erythème purement de cause interne.

1re *classe.* Nous avons déjà parlé des érythèmes dus aux seules causes externes : chaleur, froid, frottement, substances chimiques etc.

2e *classe.* Elle comprend :

Les *érythèmes par ingesta*, que nous avons déjà fait connaître.

L'*érythème lisse*, qui se développe sur les parties œdématiées ; il est précurseur de la gangrène.

L'*érythème paratimme*, dû à la pression des corps dans les maladies adynamiques, fréquent dans la région sacrée ; il est avant-coureur de l'eschare.

L'*érythème pernion* ou *engelure*, dont la cause occasionnelle est le froid. M. Bazin est allé trop loin en en faisant une scrofulide : nombre d'enfants atteints d'engelures ne sont ni scrofuleux, ni lymphatiques. L'arthritisme y prédispose.

Les bains doivent être exclus du traitement de ces divers érythèmes. Dans l'érythème lisse et le paratrimme, le bain général, outre qu'il est rare-

ment applicable, en ramollissant l'épiderme amoindri-
rait encore la vitalité de la peau déjà si compromise. Le
bain local, manuluve ou pédiluve, ne convient pas non
plus dans l'engelure parce qu'en imbibant la couche
cornée il prédispose à l'ulcération. On a conseillé le
bain sinapisé, mais ce n'est pas le bain tel que nous
l'entendons, c'est-à-dire d'assez longue durée pour agir
chimiquement ou physiquement sur la peau, c'est un
révulsif utile, comme tous les topiques dirigés contre
cette affection. A *fortiori*, le bain ne convient pas à
l'engelure ulcérée.

3e Classe. Elle comprend des éruptions purement de
cause interne, à marche rapide, accompagnées de phénomènes généraux, et qui ont été avec raison rapprochées
des fièvres éruptives.

Ce sont l'*E. papuleux* avec ses variétés, circiné, mar-
gésie, irisé, etc.

l'*E. mamelonné* des convalescents;

l'*E. scarlatiniforme*;

l'*E. noueux*.

Nous avons vu à propos des arthritides que ces érythèmes s'accompagnent souvent de fluxions articulaires
ou d'autres manifestations rhumatismales et qu'alors
on ne peut leur refuser le nom de dermatoses rhumatismales. Cependant on les voit dans certains cas survenir indépendamment de tout symptôme de ce genre.
Ainsi les jeunes filles dysménorrhéiques ou chloroti-
ques présentent assez souvent de l'érythème noueux.
Ce sont alors des éruptions idiopathiques.

Toutes ces formes d'érythème ont une marche aiguë
et disparaissent sans traitement externe.

Il n'y a que l'érythème noueux qui soit susceptible de passer à l'état chronique. Il devient alors induré et nécessite un traitement général en rapport avec la constitution du malade. Les bains excitants contribuent à modifier la constistution et aident ainsi à la régression des noyaux d'induration.

Un autre érythème chronique est la *couperose* dont nous parlerons à propos de l'acné.

De l'eczéma.

L'eczéma, qui est la plus fréquente des maladies cutanées diathésiques, est le type des affections humides. Cependant comme le catarrhe, l'eczéma, qui est le catarrhe de la peau, peut être sec d'emblée.

Sa forme willanique est variable et ne consiste pas toujours dans la vésicule comme l'enseigne l'école de Willian. Il présente au plus haut degré les caractères de la dartre et surtout « la facilité, j'allais dire la fatalité, des récidives (1). » Pour en bien saisir le traitement, il faut en indiquer la marche et les diverses formes.

On lui a attribué trois périodes. Cette division est plus théorique que clinique, car l'une ou l'autre de ces périodes peut faire défaut, elles peuvent coexister simultanément, ou ne pas se succéder dans l'ordre indiqué.

Cependant elle est utile, parce que chaque période a ses indications thérapeutiques spéciales, et l'eczéma simple vésiculeux les parcourt assez régulièrement. C'est lui qui va servir de type à notre description.

(1) Hardy. Dict. de médec. et de chir. pratiques, article ECZÉMA, t. XII, p. 385.

1° *Période de début ou d'éruption.* D'une durée toujours restreinte, un ou deux jours au plus, elle est caractérisée par l'apparition de plaques érythémateures sur lesquelles on voit éclore des vésicules.

2° *Période d'état ou d'exsudation.* Les vésicules se sont rompues, les régions malades sont rouges, exulcérées superficiellement et laissent suinter un liquide abondant, concrescible, qui empèse le linge et forme des croûtes molles peu épaisses sur les surfaces malades. La durée de cette période est variable.

3° *Période de déclin, ou pityriasique.* L'exsudation séreuse a cessé et a fait place à une secrétion épidermique abondante qui recouvre les surfaces eczémateuses d'une couche lamelleuse se détachant sous forme de furfures au moindre frottement. Sa durée est ordinairement longue. Cette secrétion qui va toujours en s'atténuant, laisse voir sous elle la peau qui est rouge, luisante, sillonnée de rides et comme vernissée. La peau reste en cet état encore un certain temps après que la desquamation est tarie, et peu à peu elle reprend ses caractères normaux sans cicatrices.

Les symptômes subjectifs sont la chaleur et la cuisson pendant les deux premières périodes et un prurit plus ou moins intense pendant toute la durée de la maladie.

Telle est la marche de l'eczéma type : les variétés en sont nombreuses et peuvent se grouper sous les chefs suivants :

1° *D'après la marche.* Il est *aigu*, ce qui est rare, quand il parcourt ses périodes en quelques semaines. Le plus ordinairement il est *chronique* et reste stationnaire à la 2° ou à la 3° période.

2° *D'après la forme willanique.* Ce sont :

L'*E. simple ou vésiculeux* (type décrit ci-dessus).

L'*E. impétigineux*. Le liquide des vésicules au lieu d'être de la sérosité, est du pus qui se concrète en croûtes épaisses, jaunes à la 2° période.

L'*E. lichénoïde*. C'est un eczéma dans lequel on voit le derme s'infiltrer peu à peu au niveau des plaques malades, et des papules se développer à leur pourtour. Une autre variété est le *lichen agrius*, affection aiguë présentant les caractères du lichen avec une certaine humidité due à l'excoriation des papules et à leur mélange avec des vésicules.

3° *D'après l'aspect et la configuration.* Ce sont :

L'*E. rubrum* à marche aiguë, à phénomènes inflammatoires bien marqués.

L'*E. amorphe*, c'est-à-dire sans configuration spéciale.

L'*E. nummulaire*.

L'*E. fendillé*. Cette variété s'observe surtout quand l'eczéma persiste longtemps à la troisième période, dans les régions où la peau exécute des mouvements comme au pourtour des articulations et des orifices naturels. Il s'accuse par des fissures ou craquelures épidermiques qui se croisent en tous sens et donnent à la peau, suivant l'expression de M. Hardy, l'aspect d'un vieux plat de faïence.

Si ces fissures sont superficielles il reste sec, si elles sont profondes le derme s'enflamme, suppure au fond des sillons et les mouvements sont très-douloureux. Quelquefois l'eczéma fendillé est primitif, à l'anus par exemple, il forme alors une variété d'*eczéma sec.*

4° *D'après la sécrétion.* Le plus souvent l'eczéma est humide à la 2ᵉ période et sec à la 3ᵉ.

Quelquefois il est sec d'emblée : exemple, *E. lichenoide*, *E. fendillé.*

5° *D'après le siége.* Ce sont :

L'*E. diffus ou généralisé.*

L'*E. localisé.* Les siéges principaux sont : le cuir chevelu, les oreilles, le nez, les reins, l'ombilic, le prépuce, la vulve, les bourses, les jambes, et les doigts.

6° *D'après la nature.* L'immense majorité des eczémas appartient à la dartre. Ceux des goutteux, des scrofuleux sont-ils aussi de nature dartreuse, ou faut-il admettre un *E. goutteux*, un *E. scrofuleux*? C'est une question qui n'est pas tranchée.

Il n'y a pas d'eczéma uniquement de cause externe; mais cette cause peut être l'occasion du développement d'un eczéma chez un sujet dartreux.

On n'est pas fixé sur le siége anatomique de l'eczéma. Cazenave, M. Bazin le placent arbitrairement dans les glandes sudoripares; Biett, dans la membrane vasculaire d'Eichorn qui secrète l'épiderme; Küss, dans le réseau lymphatique. M. Hardy pense que les glandes et tout le réseau superficiel du derme sont atteints à la fois.

Si l'on ne peut préciser le point de départ de la lésion, on en connait du moins les caractères microscopiques, nous les retrouverons plus loin.

Voici maintenant le résumé des indications des bains aux différentes périodes et dans les différentes formes d'après les auteurs contemporains.

1re *Période.* On recommande les bains émollients comme antiphlogistiques. Dans l'eczéma rubrum M. Devergie emploie les irrigations d'eau froide.

M. Hardy a insisté sur l'avantage qu'il y a à ne pas favoriser la rupture des vésicules et à protéger les parties malades contre le contact de l'air, c'est pourquoi il proscrit les cataplasmes et les applications émollientes, sauf dans le cas d'eczéma impétigineux où il est bon de faire rompre les pustules; mais il ne proscrit pas les bains émollients.

2e *période.* On administre des bains simples, des émollients; et, pour les régions inaccessibles aux bains ordinaires, des bains de vapeur ou des pulvérisations. Le but est de faire tomber les croûtes et de calmer les symptômes inflammatoires s'il y en a. Contre le prurit on a donné des bains alcalins, des bains de sublimé. A la fin de cette période on emploie déjà les bains excitants : sulfureux, alcalins, etc.

3e *période.* La balnéation accessoire jusque-là devient plus importante dans le traitement de l'eczéma à cette période. L'indication est de modifier les surfaces malades, soit en les excitant modérément, soit en produisant une inflammation substitutive. A l'hôpital on atteint ce but par les bains sulfureux, les bains alcalins, les bains de sublimé. M. Devergie recommande les bains alunés. Dans la clientèle aisée, la mode est d'envoyer les malades aux eaux minérales. Si les fatigues du voyage ont déterminé une sorte de recrudescence dans les symptômes de l'eczéma, on les calme par le repos, les bains simples ou peu sulfurés (Doyon) (1).

Aux eczémas qui présentent encore un peu de suintement conviennent les eaux à faible minéralisation et douées de propriétés sédatives : ex. Saint-Gervais, Saint-Sauveur, Néris, la Bourboule, Amélie-les-Bains, etc.

Contre les eczémas tenaces chez les sujets peu irritables, ce sont les eaux sulfureuses fortes qui sont les plus vantées : ex. Ax, Barège, Luchon, Cauterets ; et pour les eczémas invétérés les stations à bains prolongés et à poussée intense : ex. Louesche, Schintznach. Pour les eczémateux à système nerveux très-impressionnable, on préfère les eaux sulfatées faibles, ou les eaux dégénérées-des Pyrénées-Orientales.

Pour les formes sèches, les eczémas des goutteux, on recommande les stations alcalines : Vichy, Royat, Plombières, etc. C'est surtout dans la forme lichénoïde que les eaux alcalines ont été préconisées par Biett et Cazenave, et plus tard par MM. Bazin et Hardy. — Uriage, vanté par MM. Gerdy, Doyon et Niepce revendique plus spécialement les eczémas scrofuleux. Les eaux chlorurées sodiques, les bains de mer sont en général considérés comme nuisibles aux eczémateux.

Telles sont présentées aussi succinctement que possible les applications de la méthode balnéaire à la cure de l'eczéma. Il faut maintenant voir quelle valeur les auteurs lui attribuent.

Dans cette dermatose comme dans toutes celles qui relèvent d'une cause interne, il y a à considérer le traitement général et le traitement local, c'est-à-dire e

(1) Loc. cit., p. 856.

traitement de la diathèse et le traitement des manifestations de cette diathèse.

Pour l'eczéma il n'y a pas, comme pour le psoriasis, un médicament presque infaillible, l'arsenic : c'est une maladie qui demande un traitement interne varié, approprié à ses périodes et à sa nature, une hygiène sévère ; toutes choses sur lesquelles on n'a pas assez insisté et qui peuvent guérir par elles seules. On est trop porté aujourd'hui à considérer l'eczéma comme une lésion idiopathique et à la traiter presque uniquement par des modificateurs externes : c'est pourquoi le traitement local jouit d'une grande faveur.

Dans les deux premières périodes les bains sont employés comme antiphlogistiques concurrement avec d'autres topiques.

A la troisième période, dans les hôpitaux, on emploie à la fois des topiques irritants et des bains sulfureux, etc., pour produire une inflammation substitutive ; ou des bains alcalins et des pommades alcalines pour assouplir la peau et dissoudre les cellules cornées dans l'eczéma lichénoïde : mais, comme on le voit, les bains ne sont pas encore une méthode unique de traitement.

Ce n'est que dans les stations thermales qu'on traite l'eczéma exclusivement par les bains à l'extérieur, et que l'on a la prétention de le guérir à peu près à discrétion. Il est vrai qu'en même temps les malades prennent de l'eau minérale à l'intérieur, mais les médecins hydrologues paraissent considérer ce fait comme sans importance. Il nous semble cependant qu'il en a une très-grande : pour les eczémas des scrofuleux, des goutteux, l'usage interne seul des eaux minérales guérit ; et pour l'eczéma ordinaire, l'eczéma dartreux, la dérivation sur le tube digestif et la saturation de l'organisme par l'eau minérale ne sont pas des éléments à dédaigner. C'est pourquoi il nous semble qu'on attribue en général une part beaucoup trop large au traitement externe dans la cure thermale de l'eczéma. D'un autre côté les indications et les contre-indications suivant l'âge, les formes de la maladie, sont mal défi-nies. Chaque station veut guérir tous les eczémas par les bains quelqu'en soient le siège, la nature et la période. On ne se contente plus de traiter aux eaux l'eczéma chronique, mais on applique le bain minéral même aux formes aiguës, comme à Uriage, à Luchon, etc.

En définitive, il est impossible au milieu de cette confusion de se rendre compte de la valeur thérapeutique qu'attribuent les hydrologistes à la balnéation.

L'engouement pour les eaux minérales dans la cure de l'eczéma, qui est aujourd'hui porté au maximum, se calmera probablement quand on connaîtra mieux et les insuccès de ce traitement et le vrai rôle de l'eau dans cette affection. Alibert avait déjà reconnu que les bains sulfureux aggravent l'eczéma, quelle que soit sa variété lorsqu'il est enflammé (1).

Dévergie dit : « Nous n'avons pas fait mention d'eaux minérales quand nous avons traité de l'eczéma ; c'est qu'à part les eaux de Louesche et celles de Bourbon-Lancy nous en connaissons peu qui le guérissent. (2). » Mais d'après lui l'eczéma impétigineux chronique gué-rit par les eaux sulfureuses. Enfin plus récemment

(1) Alibert, Traité des eaux d'Ax, 1853, p. 108.
(2) Devergie. Loc. cit., p. 152.

M. Hardy s'exprime ainsi à ce propos : « D'une manière absolue, je dirai, d'après mon observation, que je crois que les eaux doivent être considérées plutôt comme un complément de traitement, et qu'elles consolident la guérison plutôt qu'elles ne l'effectuent. (1). »

Ceci montre qu'il faut déjà être moins confiants dans la cure hydro-minérale. C'est un acheminement vers l'opinion plus absolue de M. Horand qui considère l'usage des bains comme inutiles et souvent même dangereux dans le traitement de l'eczéma.

Nous avons eu l'occasion de voir donner des bains à un certain nombre d'eczémateux à l'Antiquaille, et toujours nous avons constaté une aggravation des symptômes morbides. Les malades entrés dans cet hospice après s'être traités quelque temps en ville par les bains offraient en général un état aigu qui nous a frappé. Enfin, dans sa clientèle, M. Horand a observé maintes fois des eczémateux qui après avoir vu repasser leur affection à l'état aigu sous l'influence du traitement thermal, s'étaient lassés d'attendre une guérison toujours promise et jamais obtenue malgré un séjour prolongé aux eaux, et revenaient quelquefois avec une aggravation notable de leur maladie.

C'est en comparant ces trois ordres de données que nous avons acquis la conviction que le contact prolongé de l'eau, soit simple soit minéralisée, est absolument nuisible à l'eczéma et que plus on s'abstiendra de bains, plus on aura de chances de le guérir.

Nous allons donner ici quelques-unes des observations que nous avons recueillies. Ne pouvant les citer

______

(1) Hardy. Article Eczema du Dict de méd. et de chirurg. pratiques, t. XII, p. 421.

toutes, ce qui allongerait démésurément ce travail par des redites inutiles; nous les choisirons autant que possible de manière à embrasser les principales variétés d'âge, de forme, et de siége de l'eczéma. Après avoir ainsi étayé notre manière de voir, nous montrerons qu'elle cadre avec ce que nous savons aujourd'hui de l'anatomie et de la physiologie pathologique de cette affection.

1° *Eczémas traités par les eaux minérales.*

Obs. I. — Mme M..., 30 ans, contracte pour la première fois, au mois d'août 1872, un eczéma des doigts pendant un séjour à Uriage où elle avait accompagné un frère atteint de sciatique. On lui conseilla de suivre un traitement thermal qui consista à boire de l'eau minérale et à prendre tous les jours un bain. Sous l'influence de ce traitement l'eczéma, loin de s'arrêter dans sa marche, ne fit que continuer à s'étendre sur les mains, puis il se développa sur les jambes, et la malade remarquait, au bout d'une quinzaine de jours, que les bains commençaient à la faire souffrir. Comme cette douleur allait toujours en augmentant et que d'autre part l'eczéma s'étendait de plus en plus, elle crut devoir quitter Uriage après avoir pris 20 bains.

A son arrivée à Lyon, elle fut soumise à l'usage de pommades à base de calomel, et comme elle était chloro-anémique son médecin crut devoir insister sur le traitement interne par les toniques et les ferrugineux.

Le soulagement fut immédiat ; au bout de huit jours, l'eczéma était arrivé à la période pityriasique ; les surfaces étaient rouges, recouvertes de lamelles, mais ne suintaient plus. Un mois après, la guérison fut complète et ne s'est pas démentie depuis.

Obs. II. — M. B..., 70 ans, est atteint d'eczéma généralisé depuis une époque déjà ancienne qu'il ne peut préciser. Il a suivi de nombreux traitements sans succès. Au mois de juillet 1873, il se rendit à Uriage sur l'avis de son médecin, bien que jusqu'à ce moment son eczéma ne fût pas aigu, mais chronique, à la fin de la période de suintement. Il ne put « supporter les bains », suivant son expression, à cause des douleurs et du prurit qu'ils déterminaient après la sortie de l'eau. Aussi, au bout de quelques jours, voyant qu'il ne pouvait s'habituer à ce mode de traitement, et que sa maladie le faisait beaucoup plus souffrir, il revint à Lyon.

Ce malade était affaibli, on lui fit prendre du phosphate de chaux à

l'intérieur, et les surfaces eczémateuses furent enduites de cérat au ca
lomel.

Ce traitement eut un bon résultat. La douleur et le prurit qu'a-
vaient ravivés les bains cessèrent et l'eczéma disparut deux mois plus
tard. Il eut depuis plusieurs récidives et chaque fois les mêmes moyens
en triomphèrent. Il a succombé, il y a quelque temps, aux progrès d'une
hépatite chronique, alors que la guérison de son eczéma ne s'était pas
démentie depuis un an.

Obs. III. — M. L..., 27 ans, est atteint, depuis une dizaine d'années,
d'un eczéma des doigts et de la face qui se développe chaque année au
printemps et à l'automne et disparait dans les saisons intermédiaires.
Il alla d'abord à Luchon, où il fit une saison sans succès, puis on lui
conseilla Uriage, et il s'y rendit pendant huit années de suite ; mais
dans les dernières années, son eczéma ne disparaissait même plus
pendant l'hiver, comme cela avait lieu autrefois, et l'eau d'Uriage, à laquelle il était habitué, n'avait plus d'effet purgatif alors même qu'on y
ajoutait du sulfate de magnésie. Aussi, il renonça définitivement à la
cure thermale en 1874.

Ce malade, qui n'était pas bien robuste, fut soumis à un traitement
reconstituant, en même temps qu'on fit de la dérivation sur le tube in-
testinal aux changements de saison. Son eczéma disparut assez vite
par des onctions de pommade au calomel, et les récidives saisonnières
n'ont pas reparu depuis 1875.

Obs. IV. — Mme B...., 44 ans, est atteinte depuis six ans d'un eczéma de la langue, des aisselles et de la vulve, qui est très-rebelle. La
première année, elle a fait une saison à Uriage, où elle prenait des
bains, des douches et de l'eau en boisson. Le traitement provoquait des
douleurs sur les surfaces eczémateuses et les faisait suinter davantage ;
en même temps l'eau ingérée ne la purgeait pas, mais lui causait des
troubles digestifs et lui enlevait son appétit. Elle crut bon, malgré cela,
de retourner à Uriage l'année suivante suivant la recommandation d'un
médecin de ces eaux. Mais les mêmes symptômes se reproduisirent ;
elle eut de nouveau de la dyspepsie et son eczéma revint à l'état subaigu.

L'eczéma se maintint longtemps à la période de suintement, après son
retour ; aussi a-t-elle renoncé, depuis quatre ans, à suivre tout traitement hydro-minéral. Son eczéma reste chronique et à l'aide de poudres
et de lotions astringentes, elle est soulagée et en souffre peu.

Obs. V. — Mme X...., 62 ans, est atteinte depuis plusieurs années
d'eczéma des mains avec période d'amélioration et de récidive. Elle a
essayé jusqu'à ce jour diverses médications qui ne lui ont donné aucun
résultat satisfaisant. C'est ainsi qu'elle a été à Uriage pendant quatre
années de suite sans aucune amélioration. Traitée par des moyens or-

dinaires et en proscrivant rigoureusement l'usage des bains, elle a obtenu une guérison qui ne s'est pas démentie depuis un an.

Obs. VI. — Mme T...., 39 ans. Eczéma de la tête, de l'anus et de la vulve depuis quatre ou cinq ans. Sur les indications de son médecin elle fait une saison à Néris en 1874 sans aucun résultat, puis une saison à Uriage en 1875, qui reste également sans succès.

L'eczéma est dans le même état à son retour, et ce n'est qu'en évitant l'usage des bains et des pulvérisations d'eau minérale qu'on parvient à en triompher par les moyens ordinaires et un traitement interne approprié.

Obs. VII. — V.... (Samuel), 31 ans, né à Berne, tapissier, entre à l'Antiquaille, le 26 mai 1876. Il est atteint d'eczéma généralisé, sauf aux pieds et aux mains, depuis l'âge de 15 ans.

Il a fait deux saisons à Louesche, une en 1865, l'autre en 1866, et l'amélioration légère qui en était résulté, pendant quelques semaines après la cure n'a pas persisté (1).

2° *Eczémas traités par les bains ordinaires.*

Obs. VIII. — Tr.... (Henri), 26 ans, garçon de café, est atteint pour la première fois, en 1876, d'eczéma des doigts et du dos des mains, sous l'influence de l'eau chaude et du savon noir qu'il est obligé de manier journellement dans son métier. Le médecin qu'il consulta lui recommanda de cesser son travail et lui fit prendre deux fois par jour des manuluves tièdes avec son et pavots, pendant une demi-heure à trois quarts d'heure chaque fois. L'affection devint toujours plus aiguë sous l'influence de ce traitement, le malade ne pouvait supporter le contact de l'air, et le gonflement des tissus rendait les mouvements très-douloureux. Au bout de dix jours, voyant qu'il ne guérissait pas, il vint à la consultation gratuite de l'Antiquaille, où on lui recommanda de s'abstenir de toute espèce de bains, de tenir les mains à l'abri de l'air et de poudrer d'amidon les surfaces eczémateuses. Puis, quand la période d'acuité fut passée, on le fit pauser exclusivement avec de la pommade à l'oxyde de zinc. Aujourd'hui, trois mois après le début de son affection, ce malade est parfaitement guéri, et comme il a changé de métier la récidive est moins à redouter.

(1) Il serait facile de multiplier les observations de ce genre, mais ces quelques exemples suffisent pour montrer que, malgré la persistance que mettent les malades à demander plusieurs années de suite aux eaux minérales la guérison de leur eczéma, celles-ci sont impuissantes à la leur donner. Si nous avons cité plus souvent des malades qui avaient fréquenté la station d'Uriage, c'est que c'est à Uriage que vont presque tous les eczémateux de Lyon et des départements voisins.

Obs. IX. — M.... (Claude), 58 ans. Eczéma du scrotum ayant débuté il y a quatre ans. Traité par des bains de siége, des lotions d'eau de chaux, d'eau astringente, etc., il n'a jamais vu guérir complètement son affection. Il vient à la consultation gratuite de l'Antiquaille, en novembre 1876. Comme le prurit est très-intense, on lui donne une pommade au bromure de potassium et on fait poudrer d'amidon les surfaces excoriées.

Au bout d'un mois il est complètement guéri.

Obs. X. — E.... (Jean-Marie), 26 ans, charron, né à Saint-Pierre-le-Vieux (Saône-et-Loire). Entre à l'Antiquaille le 3 février 1876.

Depuis dix à douze ans, ce malade a tous les hivers une poussée d'eczéma lichénoïde sur les membres inférieurs, sauf les pieds. Les plaques malades sont ulcérées et recouvertes de furfures sauf au niveau des plis articulaires où il y a quelques croûtes et un léger suintement.

Après avoir traité l'affection pendant dix jours par les moyens ordinaires, on lui donne un bain alcalin de une heure, avec 250 grammes de bicarbonate de soude.

Le malade n'éprouve rien de particulier dans le bain, seulement, le prurit a beaucoup augmenté dans la soirée ; il se gratte beaucoup. Le lendemain et les jours suivants, on constate qu'il s'est fait une poussée eczémateuse sur le pli du coude, à la face antérieure de l'avant-bras droit et aussi sur les joues.

Obs. XI. — B.... (Jean-Baptiste), 68 ans, né à Lyon, maçon, entre à l'Antiquaille le 21 juin 1876.

Il est atteint d'un eczéma chronique du poignet droit et de la jambe gauche, depuis un an.

Il présente quelques signes d'arthritisme. Il a perdu ses cheveux de bonne heure, est sujet aux douleurs rhumatoïdes, à la céphalalgie et a quelques varices.

Il a été traité à l'Antiquaille l'an dernier par les bains sulfureux et une pommade à l'oxyde de zinc. Il est sorti non guéri.

On le traite cette fois-ci exclusivement par la pommade à l'oxyde de zinc et il sort complètement guéri un mois après son entrée.

Obs. XII. — E.... (Jean-Marie), 54 ans, né à Coursieux, garçon de peine, est entré le 23 septembre 1876 à l'hospice de l'Antiquaille.

Il est atteint d'eczéma généralisé à la presque totalité du tégument externe. Sur les jambes, l'affection est encore secrétante, sur le reste du corps, elle est arrivé à la période pityriasique et dans certains points sur les membres il y a des plaques lichénoïdes, surtout du côté de l'extension.

Cette affection a débuté en décembre 1875 par le cou-de-pied droit, puis s'étendit sur la jambe. La surface malade suintait beaucoup. Un médecin qu'il consulta en mars 1876 lui fit faire des frictions avec une pommade camphrée et lui fit prendre deux bains sulfureux par semaine pendant un mois. Il prit ainsi huit bains (fin mars et première quinzaine d'avril). Le malade les cessa de lui-même parce que, dit-il, « ils lui faisait souffrir le martyre » et que la maladie paraissait s'étendre davantage et laissait écouler beaucoup plus de sérosité. Quelque temps après, l'affection qui n'occupait que la jambe droite s'étendit peu à peu et depuis elle a sans cesse progressé et envahie tout le corps.

Obs. XIII. — M.... (Jean-Joseph), 10 ans, habitant Oullins, entre à l'Antiquaille, service des enfants, le 3 novembre 1873.

Il est atteint d'eczéma diffus des membres supérieurs et inférieurs, avec œdème du fourreau. Sur le tronc, il présente des papules de prurigo et quelques plaques eczémateuses. Il a aussi un peu d'eczéma de la face.

Comme cette affection est assez aiguë et que le début ne remonte qu'à un peu plus d'un mois, on essaie la méthode de traitement par les bains. Jusqu'au 6 décembre il prend, deux fois par semaine, un bain avec 2 kilog. de gélatine. Dans l'intervalle, on poudre avec de l'amidon les surfaces malades. Au 6 décembre, l'eczéma ne suinte presque plus et on lui donne alors un bain sulfureux tous les deux jours avec 60 gr. de sulfure de potasse. Le 24 décembre, on cesse cette médication qui n'a produit aucun résultat, la dose de sel de potasse n'étant pas bien considérable, l'eczéma ne s'est pas enflammé ; il est resté à la période pityriasique, et les surfaces sont toujours d'un rouge vineux comme il y a un mois.

Obs. XIV. — Dr.... (Auguste), 17 ans, entre à l'Antiquaille le 14 septembre 1872, pour un eczéma des cou-de-pieds et des orteils, datant d'un an. Comme l'éruption est à la période de desquamation, sauf au niveau des plis articulaires où il y a quelques rhagades qui secrètent encore un peu, et qu'en faisant tomber cet épiderme épaissi, dont les fissures causent des douleurs on espère le guérir plus vite, on fait prendre à ce malade un bain tiède simple de une heure de durée tous les jours à partir du 19 septembre. Sous l'influence de ce traitement, l'épiderme tombe, la rougeur augmente d'intensité, il se fait une nouvelle poussée de vésicules qui donnent une abondante secrétion, les mouvements des articulations deviennent de plus en plus douloureux. A cause de ces phénomènes aigus, on supprime les bains le 7 octobre et on traite l'eczéma uniquement par des onctions avec une pommade au calomel. Une amélioration semble se manifester dès les premiers jours, et le 18 novembre, il sort complètement guéri.

L'impression générale qui se dégage de la lecture de ces observations, c'est que l'eau simple ou minérale est sans influence sur l'eczéma quand elle ne l'aggrave pas.

Nous tenons à répéter ici, afin qu'il n'y ait aucune méprise, que ces résultats ne sont produits que par un contact de l'eau assez prolongé pour que ses propriétés physiques et chimiques puissent entrer en jeu et agir sur la lésion : ceci s'applique surtout au bain tiède dont la durée est de trois quarts d'heure à une heure ou même plus, et aux pulvérisations, douches de vapeurs locales, qui quoique moins prolongées, sont administrées dans le même but. Mais il ne s'agit point ici de l'eau employée sous forme de lotions chaudes, froides, excitantes, astringentes, qui n'est alors que le véhicule d'agents topiques plus ou moins efficaces contre cette affection et dont le rôle ne doit pas nous occuper.

Voyons maintenant si cette doctrine de la nocivité de l'eau dans l'eczéma peut cadrer avec ce que nous savons de l'anatomie pathologique de cette affection.

Les occasions d'en faire l'étude histologique n'ont pas encore été assez fréquentes pour qu'on soit complètement fixé à cet égard. Cependant, les points les plus importants sont déjà connus, MM. Rindfleisch, Cornil et Ranvier se sont bornés à décrire l'évolution de la vésicule et de la pustule, sans donner les caractères histologiques de l'eczéma. M. Charpy (1) qui a étudié la question, a également figuré le développement des vésicules, et a conclu de ses recherches que l'eczéma est une lésion primitive du tissu conjonctif avec retentisse-

______

(1) Loc. cit

ment secondaire sur le tissu épithélial. L'analogie complète de l'eczéma avec le catarrhe des muqueuses ne permet pas d'accepter cette manière de voir. Neumann, dont le livre présente à propos de chaque dermatose des indications anatomo-pathologiques, d'autant plus précieuses qu'elles font totalement défaut dans la plupart des traités de maladies de la peau, indique aussi à propos de l'eczéma l'évolution des papules et des vésicules et décrit ainsi les lésions qu'il a constatées. « J'ai trouvé que les changements anatomiques sont variables suivant la durée de l'eczéma. Au microscope rien ne différencie du sérum habituel l'humeur séreuse, gommeuse, qui suinte librement au dehors. »

« Dans l'eczéma aigu, le follicule, le corps papillaire et la couche superficielle du chorion sont infiltrées de sérosité et cette infiltration est destinée dans la plupart des cas à se résorber spontanément. Si l'eczéma devient chronique, alors la peau apparaît notablement épaissie, les lignes et les rides deviennent plus profondes, les papilles augmentent de volume de telle sorte qu'elles deviennent déjà visibles à l'œil nu. »

« Plus l'eczéma est ancien, plus grosses sont les papilles, plus sont considérables les infiltrations cellulaires du chorion, qui s'étendent parfois jusque dans la couche la plus profonde de ce dernier. Alors on rencontre même dans le tissu adipeux, entre les vésicules graisseuses isolées, des proliférations cellulaires autour des capillaires, comme dans les plus gros vaisseaux de la peau. Dans un cas type d'eczéma chronique du scrotum j'ai trouvé les papilles d'une grosseur considérable et non-seulement leurs vaisseaux sanguins, mais aussi leurs lymphatiques allongés et ces derniers dilatés en forme d'ampoules (1). »

Ainsi d'après cette description que Neumann a accompagnée de figures, et qui répond bien à l'idée qu'on se fait de l'eczéma, c'est une affection qui est à la peau ce que le catarrhe est à la muqueuse, à cette différence près, que l'épithélium de celle-ci ne pouvant pas résister autant que la couche cornée, le liquide infiltré soulève et entraîne cet épithélium sans se collecter en vésicule.

Il serait facile de faire le parallèle de ces deux affections et de montrer, qu'à l'état aigu, il y a dans les deux cas congestion et dilatation capillaires par une irritation des vaso-moteurs due à une cause inconnue, ensuite exsudation séreuse dans le chorion et au dehors, puis régression et restitution *ad-integrum* ; qu'à l'état chronique l'irritation vasculaire persistante entraîne des proliférations conjonctives dans le derme, d'où un épaississement et l'hypertrophie des papilles.

Ainsi l'eczéma est une inflammation de la couche vasculaire superficielle du derme qui retentit d'abord sur l'épiderme, et secondairement sur le derme quand elle passe à l'état chronique. Comme on le voit, c'est tout l'opposé du psoriasis, dans lequel l'infiltration cellulaire des papilles est primitive, et l'hyperplasie épidermique n'est que secondaire.

Ceci posé, analysons l'influence du bain dans les trois périodes de l'eczéma.

1re *période*. Dans la première période le bain en ramollissant la couche cornée, favorisera la rupture des

(1) Loc. cit.

vésicules ou vésico-pustules, et le passage de cette période à la suivante sera plus rapide. Est ce là un avantage? Le bain émollient diminue le gonflement, la rougeur, la chaleur, la cuisson, en un mot, il est antiphlogistique, d'où son emploi dans l'eczéma aigu. Si l'on pouvait tenir le malade plongé dans l'eau pendant toute la durée de la maladie, comme Hebra l'a fait pour le pemphigus, se serait probablement un bon moyen de traitement. Mais au bout d'un temps variable le malade sort de l'eau, et bientôt, sur les surfaces vives, la cuisson et les autres phénomènes inflammatoires redeviennent aussi intenses qu'auparavant. Les malades que nous avons vus, qui avaient pris des bains au début de leur affection, accusaient tous une recrudescence des douleurs quelque temps après le bain.

Il y a un autre inconvénient à cette pratique, c'est qu'on fait tomber la couche cornée qui sert de revêtement protecteur aux surfaces malades.

En laissant aller les choses, l'épiderme se rompt par points isolés, et n'est pas totalement soulevé et entraîné comme dans une brûlure ou la phlyctène d'un vésicatoire. Dans les régions où il est épais, comme à la paume des mains et à la plante des pieds, il ne cède que très-rarement à la pression excentrique du liquide et l'évolution de la maladie est bien plus rapide, la peau ne s'exulcère pas, le liquide est résorbé et il n'y a pas de période exsudative. Au pourtour des orifices naturels et au niveau des plis articulaires, la couche cornée résiste toujours davantage, et si on diminue cette résistance, alors il se fait des rhagades très-douloureuses, et les mouvements indispensables rendent la période de sécrétion démesurément longue. On voit donc qu'il importe de favoriser par tous les moyens la résistance de la couche cornée, et en administrant des bains on va précisément à l'encontre de ce but. Quelle que soit du reste la violence de l'inflammation, on la calme tout aussi bien par d'autres moyens que par les bains.

2ᵉ *période*. Dans cette période, la couche cornée est plus ou moins dilacérée, la couche de Malpighi est à nu, et il se fait un suintement continuel d'une humeur concrescible. Nous avons vu plusieurs fois donner des bains en pareil cas et toujours la sécrétion, dont l'abondance est en rapport avec le degré d'irritation, a été augmentée sous cette influence. « Le bain fait pleurer mon eczéma, » nous disait un malade.

Les bains ont été recommandés à cette période comme antiphlogistiques pendant qu'il existe des phénomènes inflammatoires, puis plus tard comme substitutifs, quand le suintement séreux passe à l'état chronique. Or, dans ces deux cas ils doivent être également rejetés.

L'eczéma qui sécrète peut être assimilé à une brûlure superficielle, et l'indication est de soustraire les surfaces lésées à l'action des irritants extérieurs. Il n'y a que le bain continu d'Hebra qui pourrait remplir cette indication. Mais le bain ordinaire, en faisant tomber la croûte de sérosité concrète, mêlée aux débris épidermiques, en gonflant et en désagrégeant les cellules des corps muqueux, rend ensuite la surface lésée plus sensible à toutes les causes irritantes, et cette irritation se traduit par l'augmentation de la sécrétion séreuse, l'exagération des phénomènes inflammatoires et l'ex-

tension de la maladie à des régions épargnées jusque
là. Ce résultat sera d'autant mieux atteint si, comme
cela se voit quelquefois, le malade prend à ce moment
un bain sulfureux ou alcalin. Quand les croûtes sont
épaisses, que la sérosité s'altère au contact de la plaie
et devient elle-même une cause d'irritation, comme cela
arrive surtout dans l'eczéma impétigineux, il faut alors
en débarrasser les surfaces malades et le bain peut remplir ce but. Mais si l'eczéma est limité, l'enveloppement
dans la *toile imperméable* est un moyen bien préférable
pour les déterger.

De même quand cette période s'éternise le bain est
un mauvais moyen de combattre la sécrétion, parce
qu'il l'exagère en mettant le corps muqueux à nu.

L'inflammation substitutive que l'on veut réaliser est
bien plus facile à régler quand on emploie les topiques
excitants qui n'ont pas comme l'eau l'inconvénient de
désagréger et d'entraîner les éléments de l'épiderme.

3ᵉ période. Le bain agit ici de plusieurs manières. Si
l'on a affaire à un eczéma qui a marché rapidement,
cette période ne sera pas de bien longue durée, et
l'épiderme nouveau qui s'est formé se desquamera jusqu'à ce que le réseau capillaire ait perdu sa congestion
irritative, et que le corps muqueux ait retrouvé la faculté de donner naissance à une couche cornée douée
d'une plasticité normale. Si à ce moment on ne sait pas
attendre la guérison spontanée, qui d'ordinaire ne
tarde pas beaucoup, et que l'on se risque à donner un
bain, on compromet la vitalité encore assez faible des
cellules épidermiques en les imbitant d'eau, et de plus
si le bain est minéralisé on ravive la congestion vascu-

laire et l'on recule ainsi l'époque de la guérison. En continuant à donner pendant quelques temps des bains excitants on ramenera à peu près sûrement l'eczéma à la période précédente.

S'il s'agit d'un eczéma à la période de desquamation qui dure depuis longtemps, et qui tend à persister indéfiniment, l'indication est de produire une irritation substitutive qui le ramenera momentanément à l'état aigu ou subaigu, et l'inflammation ainsi produite, traitée convenablement, aura plus de tendance à la résolution franche. C'est dans ce but qu'on emploie des pommades et autres topiques irritants, quelquefois même légèrement caustiques. C'est pour arriver à ce même résultat qu'on donne des bains sulfureux, alcalins, mercuriels, et qu'on conseille une saison aux eaux minérales.

Il faut dire tout d'abord que les eczémas anciens ne guérissent qu'à condition que le terrain soit modifié, c'est-à-dire, que le traitement interne approprié à la diathèse est la première condition de la guérison. C'est pourquoi dans les stations réputées pour la cure de l'eczéma, on a grand soin ou d'instituer un traitement général, ou si l'eau peut être ingérée de l'administrer à l'intérieur, afin de produire une répercussion sur le tube digestif si elle est purgative comme à Uriage, ou de saturer l'économie par les eaux sulfureuses ou arsenicales. C'est là, quoiqu'en disent les hydrologistes qui ne veulent pas qu'on y attache grande importance, le principal élément de succès. Il faut aussi tenir compte comme modificateur général des excellentes et nouvelles conditions hygiéniques, qui sont faites aux malades par le changement d'air, de climat et d'habitudes.

Une fois la constitution modifiée, la vulnérabilité de la peau est très-près de s'éteindre, et il y a peu à faire pour triompher de la lésion cutanée à moins qu'elle n'ait profondément envahi le derme. A part ce cas, sous l'influence de topiques appropriés, il se produit une irritation substitutive qui tendra naturellement à la guérison dès que le stimulus diathésique n'entre plus en jeu. Si pour arriver à ce résultat on emploie les bains excitants, les bains d'eau minérale active, non-seulement on produit une irritation trop vive de la peau, mais on agit sur l'épiderme, on le nécrobiose plus ou moins et après sa chute l'eczéma redevient suintant. Si alors l'on prolonge quand même l'usage des bains, comme dans les stations thermales où l'on conseille ordinairement de continuer les bains quand même, on voit se calmer, il est vrai, les phénomènes inflammatoires, mais l'affection redevient et reste chronique, la guérison est enrayée.

Par cette méthode on a ravivé la diathèse et annulé les bons effets de la médication interne; et les malades ne pouvant plus supporter l'eau à l'intérieur, et las d'attendre une guérison qui n'arrive pas, quittent les eaux avec leur eczéma dans le même état qu'à leur arrivée ou quelquefois plus étendu, malgré les objurgations du médecin qui leur conseille de prendre encore patience. Ils emportent, il est vrai, l'espoir souvent déçu de voir leur cure thermale manifester ses bons effets au bout de quelques mois.

Dans certains cas cependant les malades guérissent : on peut dire alors malgré les bains d'eau minérale. C'est d'abord quand cette eau est faiblement minéralisée et n'a que peu d'action sur la peau; ensuite, quand le malade a un système cutané peu excitable. Alors une

fois que le traitement général a imposé silence à la diathèse la lésion cutanée guérit, bien que le bain retarde
un peu la guérison.

Dans les eczémas anciens avec épaississement du
derme la cure thermale ne donne pas de meilleurs résultats. L'excitation produite est assez intense pour ramener l'eczéma à la période exsudative, comme cela se
voit à Louesche, par exemple; mais elle ne paraît pas
avoir d'influence sur la régression des éléments conjonctifs de nouvelle formation. Du reste dans beaucoup
de cas ces éléments sont devenus adultes, le derme reste
définitivement sclérosé et les glandes et les papilles pileuses sont désormais atrophiées.

Dans tout ceci c'est de l'action locale du bain qu'il
s'est agi. Si le bain excitant est nuisible à la lésion
eczémateuse, il a de bons effets généraux sur la diathèse dartreuse, et à ce point de vue fait partie du traitement général. Dans le cas où l'on peut l'employer
sans qu'il influence la lésion cutanée, comme dans l'eczéma de la face ou du cuir chevelu, il a généralement
de bons effets, à moins cependant qu'il ne soit trop
excitant, car dans ce cas, il pourrait être cause de l'extension de la maladie sur d'autres régions.

Il faut conclure de cette étude que le bain ne convient
à aucune période et aucune forme de la maladie; qu'il
ne la guérit jamais seul et que si l'on réussit quelquefois dans la cure hydro-minérale, il faut en attribuer
tout le succès au traitement général.

Dans les eczémas de la tête il agit par ses effets
généraux sur l'économie. Localement il est le plus
souvent nuisible et ses effets utiles se bornent à nettoyer
la peau, à la débarrasser des pommades et autres topi-

ques dont elle est enduite, et tout à fait au déclin de la maladie, à faire tomber les derniers furfures quand l'épiderme nouveau présente assez de plasticité. Ainsi donc c'est simplement à titre hygiénique qu'on administrera quelques bains dans la troisième période de l'eczéma.

De l'herpès.

C'est une affection vésiculeuse de cause interne ou de cause externe.

L'herpès de cause externe est parasitaire; nous en avons parlé en son lieu.

L'herpès de cause interne est aigu ou chronique.

Aigu. C'est une affection fébrile avec poussée vésiculeuse sur la peau et quelquefois sur la muqueuse pharyngée. L'H *labialis*, l'H *facialis*, l'H *phlycténoïde* ne sont que des variétés d'herpès fébrile localisé. L'herpès peut être général. C'est *l'herpès fébrile généralisé* de M. Coutagne (1). Enfin M. Parrot (2) a réuni tous les herpès fébriles sous le nom de *fièvre herpétique.*

L'herpès fébrile ne comporte pas l'usage de bains.

Chronique. — Lorsqu'il siége sur le trajet d'un cordon nerveux on a l'H. *zoster* ou zona symptomatique d'une lésion nerveuse et dans le traitement duquel les bains ne jouent aucun rôle. L'*Herpès génital* qui siége sur le prépuce ou à la vulve a été étudié par M. Doyon (3), il est très-tenace et récidive souvent. Sa nature est sujette

---

(1) Coutagne. De l'herpès généralisé fébrile. Thèse de Paris.
(2) Parrot. De la fièvre herpétique. Paris, 1871.
(3) Doyon. De l'herpès récidivant des parties génitales. Paris, 1868.

à discussion ; M. Bazin le considère comme arthritique, M. Hardy en fait une variété d'eczéma. Ce qu'il y a de certain, c'est qu'on le rencontre souvent chez les syphilitiques.

L'action locale du bain sur l'herpès génital est la même que sur l'eczéma simplex : aussi doit-on les proscrire du traitement de cette affection, ou du moins protéger les parties malades contre l'action de l'eau, quand on administre des bains généraux qui peuvent avoir de très-bons effets sur la constitution. Pour le guérir, il faut modifier le terrain par un traitement général.

De l'impétigo.

On a désigné sous le nom d'impétigo des affections diverses.

L'*impétigo du cuir chevelu* chez les enfants est de cause externe ; il est engendré par les pédiculi. Nous n'avons pas à en parler.

L'impetigo de cause interne a été diversement compris et décrit par les auteurs. Il nous a semblé qu'il ne fallait admettre, à part l'eczéma impétigineux, qu'une sorte d'impetigo : l'*I. aigu.*

Nous avons déjà signalé l'eczéma impétigineux à propos des variétés de l'eczéma. C'est une forme dans laquelle le liquide des vésicules est devenu purulent, soit d'emblée, soit secondairement ; le rôle des bains n'a rien de spécial dans cette variété.

L'*impétigo aigu* a ordinairement pour siége la face et porte alors le nom de *mélitagre ;* quelquefois il s'étend ou apparaît primitivement sur d'autres régions. C'est une affection à marche aiguë, accompagnée de quelques phénomènes généraux, quelquefois fébrile.

Les bains ne prennent aucune part au traitement de cette affection.

De l'ecthyma.

C'est une affection pustuleuse du derme qui laisse des cicatrices après la guérison. La pustule d'ecthyma est vraiment une pustule, comme celle de la variole, de l'acné, etc., tandis que les vésicules purulentes de l'eczéma ou de l'impétigo ne sont pas des pustules proprement dites et ne laissent jamais de cicatrices.

L'ecthyma est de cause externe ou de cause interne.

L'*E. de cause externe* est produit par des parasites animaux; le bain tue le parasite, calme l'irritation, mais ne guérit pas les pustules qui se cicatrisent peu à peu à l'aide de topiques appropriés.

L'*E. de cause interne* est scrofuleux, syphilique ou cachectique.

Chez les enfants il est le plus ordinairement scrofuleux; si l'enfant est très-jeune ou si l'affection est généralisée, c'est une maladie grave qui se termine souvent par la mort.

Chez l'adulte ou le vieillard, l'ecthyma est syphilitique ou cachectique, quelquefois il a une forme gangréneuse. Il va de soi que dans cette affection c'est le traitement général qui doit d'abord relever la constitution. Le bain peut être administré comme tonique. Localement il n'a pas d'action sur les pustules, il les déterge, et comme ordinairement les pustules d'ecthyma ne sont pas nombreuses, chacune d'elles doit être pansée avec soin. Si l'éruption était trop étendue, et qu'on ne pût panser les pustules une à une, il vaudrait mieux respecter les croûtes et alors ne pas donner de bains.

Du pemphigus.

Affection cutanée bulleuse de cause interne, de natur encore mal connue, le pemphigus est aigu ou chronique. *Aigu*, il s'accompagne de malaises généraux et de fièvre quelquefois très-intense, il se termine souvent par la mort. M. Horand (1) a montré qu'on devait rattacher le *P. aigu fébrile* à la fièvre herpétique de M. Parrot. Le *P. aigu* des nouveau-nés est ordinairement syphilitique, il siége aux mains et aux pieds ; le pronostic en est souvent fatal.

Le *P. chronique* est *successif*, *P. diutimus*, c'est-à-dire que les bulles ne se développent que les unes après les autres, à intervalle de temps variable. Il est dit *foliacé* quand la couche cornée tombe dès qu'elle est soulevée par le liquide ; alors on n'observe pas de bulles. M. Hardy a décrit une variété de pemphigus avec prurit, *P. prurigineux*.

Le pemphigus est toujours une maladie grave, qui doit être combattue par un traitement général. A l'extérieur, l'indication est de respecter les bulles ; on les vide par transfixion si elles sont exposées à se crever et on panse les surfaces dénudées comme celles produites par les vésicatoires. Tous les auteurs s'accordent avec raison à ne pas donner de bains dans cette affection. Il faut peut-être faire une exception en faveur du

(1) Horand. Du pemphigus aigu fébrile. Lyon, 1872.

bain prolongé de Hebra. On conçoit, en effet, quand la maladie est très-étendue, combien les pressions et les frottements indispensables sont douloureux pour les malades. En tenant continuellement le malade dans l'eau, on supprime presque entièrement ces causes de douleur. M. Lambossy a signalé dans sa thèse les bons effets de cette méthode dans le pemphigus; mais, comme elle n'a pas d'influence sur l'état général, qu'elle ne répond qu'à une indication symptomatique, et qu'elle nécessite une installation compliquée et coûteuse, elle a peu de chance d'être adoptée même dans la pratique hospitalière.

De l'acné.

Sous ce nom, on a décrit toutes les affections du follicule sébacé, et même sous le nom d'acné érythémateuse ou couperose, la dilatation variqueuse des veines de la face, parce qu'elle s'accompagne ordinairement de pustules acnéiques.

Les variétés d'acné sont fort nombreuses. D'après M. Hardy, on peut les grouper de la manière suivante :

A. érythémateuse ou couperose.

A. inflammatoires : A. simple, A. indurée, A. hypertrophique.

A. par rétention du sébum : A. ponctuée, A. varioliforme.

A. par flux du sebum : A. sébacée fluente, A. sébacée concrète.

Toutes ces variétés d'acné siégent de préférence et quelquefois exclusivement à la face et au cuir chevelu. Les variétés *A. simplex, A. indurata, A. juvenilis, A. sy-*

philitique, siégent sur le tronc et souvent à la face en même temps. Les acnés artificiels dûs à l'élimination de certains médicaments, comme l'iode, le brôme, etc., *A. iodique*, *A. brômique*, peuvent siéger partout, mais c'est sur les jambes qu'on les observe d'habitude. A part ces cas, l'acné est toujours de cause interne.

La nature de l'acné est très nette chez les syphilitiques et les scrofuleux. C'est une manifestation diathésique. On a également admis des acnés herpétiques, arthritiques, et les bons effets de la médication par les sulfureux dans le premier cas, et par les alcalins dans le second, donnent un certain poids à cette opinion.

En dehors de toute diathèse apparente, l'acné est souvent sous la dépendance d'un mauvais fonctionnement du système digestif, on le voit aussi chez les femmes leucorrhéiques.

Le traitement de l'acné doit être général et local. Le traitement général s'adresse à la diathèse ou à la constitution plus ou moins affaiblie par la leucorrhée, la dyspepsie, etc. Le traitement local est aussi très-utile; il a aussi pour but de faire suppurer les boutons d'acné, ce qui est le meilleur moyen de les guérir, et ensuite d'amener la résolution de l'inflammation. C'est dans ce but qu'on emploie des pommades, des solutions irritantes et même caustiques d'abord, puis des topiques astringents et résolutifs plus tard.

Dans l'acné, la cure hydro-minérale, si elle est possible, sera toujours conseillée. Le changement de climat, d'air, etc., et les bains toniques, stimulants, ont d'excellents effets sur la constitution. Localement, le bain n'a aucune action nocive comme dans l'eczéma. Seulement il n'est pas assez irritant pour déterminer la suppuration et la résolution des pustules, et si on le minéralise trop ou si sa température est trop élevée, il cause des accidents généraux, insomnie, fièvre, inappétence, etc. C'est pourquoi le bain, dans cette affection, est surtout un adjuvant du traitement général. C'est à ce titre que M. Rollet (1) donne les bains de sublimé dans l'acné syphilitique.

Dans les stations thermales on emploie localement des pulvérisations, douches, etc., qui produisent sur la lésion une révulsion plus violente. Malgré cela cette affection est tellement tenace qu'elle cède difficilement à ces moyens, ce qui a fait dire à M. Hardy (2) : « Les eaux minérales sont meilleures pour consolider une guérison que pour l'effectuer réellement. » Nous avons le souvenir de deux malades atteints d'acné indurée de la face qui firent plusieurs saisons sans succès, l'un à Louesche, l'autre à Schintznach. Ces eaux jouissent cependant d'une grande renommée pour la curation de l'acné rebelle. Les eaux sulfureuses fortes des Pyrénées, Ax, Luchon, Baréges, Cauterets, ont été également préconisées, ainsi que les bains de mer. Dans le choix d'une station, outre les moyens d'excitation locale, on aura égard à la constitution du sujet, c'est ainsi que les eaux alcalines conviennent aux dyspeptiques, les eaux ferrugineuses aux leucorrhéiques, etc.

Des éruptions furonculeuses.

Tout ce que nous venons de dire de l'acné, convient également aux éruptions furonculeuses. Celles-ci sur-

(1) Rollet, Dict. encycl. des sc. méd., article ACNÉ SYPHILITIQUE.
(2) Hardy. Dict. de méd. et de chirurg. pratiques, article ACNÉ, t. I, p.

viennent soit dans la gale, soit dans la période aiguë
de l'eczéma (Hardy), soit dans la convalescence de certaines maladies graves, surtout de la variole, soit dans
le cours de l'albuminurie du diabète et enfin aux changements de saison, chez les personnes prédisposées par
une constitution herpétique (Delrioux de Savignac), ou
arthritique.

A part le cas d'eczéma concomitant, on pourra employer le bain émollient comme antiphlogistique.

A l'état chronique, on instituera un traitement général et un traitement local. Les indications et les effets
des eaux minérales sont les mêmes que pour l'acné. Les
pansements au chlorate de potasse donnent de bons
résultats.

CONCLUSIONS.

Ne pouvant répéter ici les conclusions auxquelles
nous sommes arrivé à propos du rôle et des indications
des bains dans chaque affection en particulier, nous
nous bornerons à présenter quelques considérations
générales.

Dans la thérapeutique des maladies cutanées, les
bains jouissent d'une réputation factice qui les fait
employer sans discernement à peu près dans tous les
cas. Les médecins d'eaux minérales, en revendiquant
pour leurs thermes la guérison des dermatoses, n'ont
pas peu contribué à mettre à la mode la cure hydro-
minérale jusque dans le public extra-médical. Cependant, en réalité, il y a peu d'affections cutanées auxquelles les bains conviennent et dans celles où ils sont

utiles leur action n'est *jamais curative*, comme on le croit généralement.

Dans les affections de cause externe, le rôle des bains consiste à nettoyer la peau. Lorsqu'elles sont de nature parasitaire, il peut détruire les parasites animaux, mais il a peu de prise sur les parasites végétaux.

Dans les affections de cause interne de nature scrofuleuse, syphilitique, arthritique ou herpétique, le bain par ses effets toniques et stimulants est ordinairement un bon adjuvant du traitement général.

L'influence locale du bain, étudiée dans chaque affection de cause interne en particulier, montre que dans les formes sèches il est purement hygiénique et n'a aucune action curative; et que, dans les formes humides, il est presque toujours un obstacle à la guérison.

Paris. — A. PARENT, imprimeur de la Faculté de Médecine, rue M.-le-Prince, 29-31.

9 782329 022